Carlos Galé-Ansodi
Julen Castellano
Oidui Usabiaga

Evaluación de los patrones de movimiento del tenis mediante GPS

Carlos Galé-Ansodi
Julen Castellano
Oidui Usabiaga

Evaluación de los patrones de movimiento del tenis mediante GPS

Evaluación de los patrones de movimiento en la competición para optimizar el entrenamiento en tenis mediante GPS

PUBLICIA

Impressum / Aviso legal
Bibliografische Information der Deutschen Nationalbibliothek: Die Deutsche Nationalbibliothek verzeichnet diese Publikation in der Deutschen Nationalbibliografie; detaillierte bibliografische Daten sind im Internet über http://dnb.d-nb.de abrufbar.

Información bibliográfica de la Deutsche Nationalbibliothek: La Deutsche Nationalbibliothek clasifica esta publicación en la Deutsche Nationalbibliografie; los datos bibliográficos detallados están disponibles en internet en http://dnb.d-nb.de.

Coverbild / Imagen de portada: www.ingimage.com

Verlag / Editorial:
PUBLICIA
ist ein Imprint der / es una marca de
OmniScriptum GmbH & Co. KG
Bahnhofstraße 28, 66111 Saarbrücken, Deutschland / Alemania
Email / Correo Electrónico: info@omniscriptum.com

Herstellung: siehe letzte Seite /
Publicado en: consulte la última página
ISBN: 978-3-8416-8326-7

Zugl. / Aprobado por: Vitoria, Universidad del País Vasco (UPV/EHU), Tesis Doctoral, 2016

DEDICATORIA

A mi madre, Carmen, por estar ahí siempre, ayudándome a superar todos los momentos difíciles encontrados en el transcurso de este trabajo y apoyándome incondicionalmente en todas las decisiones tomadas. Tengo muy presente que sin su apoyo constante, sin su carisma y sin la confianza depositada en mí, nunca habría llegado hasta aquí. Gracias de corazón.

A mi padre, Ángel, por entender lo importante que para mí, ha sido la realización de este trabajo y posibilitar su desarrollo. Tu comprensión y apoyo han sido fundamentales para formarme como profesional de las Ciencias de la Actividad Física y del Deporte.

A Agustín, por hacerme entender que el trabajo y el esfuerzo son fundamentales para conseguir los objetivos y aspiraciones en la vida. Todos tus consejos y recomendaciones me han permitido labrar una carrera profesional llena de éxitos y satisfacciones de la cuales, debes sentirte participe.

A mi abuela, Claudia, porque siempre me ha transmitido su cariño e interés por mis estudios.

A mi novia, Carlota, por formar parte de mi vida en este periodo tan importante y complicado al mismo tiempo. Por trasmitirme siempre tu apoyo y alegría, facilitando así mi tarea. Siempre tendré presente el esfuerzo realizado, entendiendo mis obligaciones y ayudándome en todo lo posible. Sin ti, todo hubiese sido más complicado.

A todas aquellas personas que forman parte de mi vida y que en mayor o menor medida se ha interesado por el desarrollo del presente trabajo.

AGRADECIMIENTOS

En primer lugar me gustaría agradecer de todo corazón, la ayuda e interés mostrado a todas las personas que desinteresadamente han posibilitado la realización de este trabajo.

A la Federación Aragonesa de Tenis (F.A.T.), por posibilitarme la realización de este proyecto en sus instalaciones, contando con el apoyo y la confianza que todos sus miembros me han brindado.

A Jesús Colás, director deportivo de la F.A.T., quien ha autorizado mi labor investigadora y ha colaborado en todo momento en el desarrollo del proyecto. Su función ha sido fundamental en la recogida de datos e incluso en el análisis de los mismos, aconsejándome desde su experiencia profesional como tenista.

Al coordinador y juez árbitro de la Federación Aragonesa de Tenis, Fco. Javier Fernández, quien me ha facilitado la recogida de datos en la organización de los torneos.

A los entrenadores de la Escuela Territorial de la Federación Aragonesa de Tenis, David Pérez, Alejandro Aranda y David Lacambra, quienes me han ayudado a reflexionar sobre muchos de los aspectos abordados en el estudio.

A los preparadores físicos de la Escuela Territorial de la Federación Aragonesa de Tenis, Miguel Ángel González y Javier Roche, quienes se han mostrado siempre interesados en el desarrollo del proyecto, colaborando en todas las tareas en las que ha sido necesaria su participación.

Especial agradecimiento merecen los directores del trabajo, Julen Castellano y Oidui Usabiaga, sin los cuales este proyecto no existiría.

Al Dr. Oidui Usabiaga, me gustaría agradecerle la oportunidad y confianza que me brindó al proponerme la realización de mi Trabajo Fin de Máster bajo su tutela, que supuso la primera piedra del camino recorrido hasta el momento. Además, es de agradecer su positivismo y buen humor que durante todo el proyecto ha manifestado, facilitándome en todo momento el desarrollo del trabajo.

Mención especial merece el Dr. Julen Castellano, ya no solo por dirigir la presente tesis doctoral, sino por ser capaz de transmitirme innumerables conocimientos relacionados con el mundo de la investigación en general y sobre los dispositivos GPS en particular. Gracias por el alto grado de dedicación y capacidad de trabajo mostrados, gracias a los cuales hemos conseguido alcanzar nuestro objetivo. Gracias por tu perseverancia y actitud crítica, con las cuales no solo has conseguido mejorar el proyecto, sino también implementar esas cualidades en mi persona, lo que todavía hace mucho más enriquecedora tu función como director. Gracias por estar siempre dispuesto a resolver mis dudas, a escuchar mis propuestas y a aconsejarme honestamente en todas las decisiones tomadas.

Me gustaría agradecer especialmente, la disponibilidad mostrada por todos los participantes, la mayor parte de ellos, jugadores pertenecientes a la Federación Aragonesa de Tenis, sin los cuales no hubiese sido posible llevar a cabo dicho proyecto. A ellos, me gustaría mostrar mi más sincero agradecimiento y cariño por su participación.

ABREVIATURAS

%_AP: porcentaje de carga cuantificado en el eje antero-posterior

%_L: porcentaje de carga cuantificado en el eje lateral

%_V: porcentaje de carga cuantificado en el eje vertical

%DT_Acc: porcentaje de la distancia total recorrida en aceleración

Dcc_<0_m·s^{-2}: esfuerzos realizados mediante deceleraciones entre 0,0 y -1,0 m·s^{-2}

Dcc_<-1_m·s^{-2}: esfuerzos realizados mediante deceleraciones entre -1,0 y -2,0 m·s^{-2}

Dcc_<-2_m·s^{-2}: esfuerzos realizados mediante deceleraciones < -2,0 m·s^{-2}

Acc_>0_m·s^{-2}: esfuerzos realizados mediante aceleraciones entre 0,0 y 1,0 m·s^{-2}

Acc_>1_m·s^{-2}: esfuerzos realizados mediante aceleraciones entre 1,0 y 2,0 m·s^{-2}

Acc_>2_m·s^{-2}: esfuerzos realizados mediante aceleraciones a > 2,0 m·s^{-2}

Acc·min_A: aceleración por minuto a intensidad alta > 2 m·s^{-2}

Acc·min_B: aceleración por minuto a intensidad baja 0,0 y 0,5 m·s^{-2}

Acc·min_M: aceleración por minuto a intensidad media 0,5 y 1,0 m·s^{-2}

Bias: error típico

CI 95 %: intervalo de confianza del 95 %

CV(%): porcentaje del coeficiente de variación

D_Alta intensidad: distancia recorrida entre 3,8 y 5,0 m·s^{-1}

D_Baja intensidad: distancia recorrida entre 2,0 y 3,7 m·s^{-1}

D_Colocación: distancia recorrida entre 0,0 y 0,5 m·s^{-1}

D_Trote: distancia recorrida entre 0,6 y 1,9 m·s^{-1}

Dcc·min_A: deceleración por minuto a intensidad alta < -2 m·s^{-2}

Dcc·min_B: deceleración por minuto a intensidad baja 0,0 y -0,5 m·s^{-2}

Dcc·min_M: deceleración por minuto a intensidad media -0,5 y -1,0 m·s^{-2}

dcl: desplazamiento lateral paralelos a la línea de fondo

dn: desplazamiento laterales en relación a la distancia a la red ds: desviación estándar

DT: distancia total recorrida

DT_Acc: distancia total recorrida acelerando

DT_Acc·min: distancia total recorrida en aceleración por minuto

DT_Es min: distancia estimada por minuto

DT_Es: distancia estimada

DT·min^{-1}: distancia recorrida por minuto

EDI: ratio distancia equivalente

EI: Exertion Index

EI·min: Exertion Index por minuto

ES: efecto de la muestra

F: mujer

FC: Frecuencia cardíaca

GPS: sistema de posicionamiento global

Hz: hercios

Juegos: número de juegos disputado por partido

Km·h^{-1}: kilómetros por hora

LA: Lactato sanguíneo

M: hombre

m: metros

min: minutos

MmolL^{-1}: moles de lactato por litro de sangre

ML.kg^{-1}.min^{-1}: litros de oxígeno por kilogramo de peso y minuto

N: muestra

ºC: grados centígrados

p: nivel de significación de la regresión <0.05

p: nivel de significación de la regresión.

PL: Player load

PL·min: Player load por minuto

Ppm: pulsaciones por minuto

R: regresión

RPE: percepción subjetiva según la escala de Borg

S_B: saltos realizados entre 0 y 20 cm.

S_M: saltos realizados entre 20 y 40 cm.

S_A: saltos realizados > 40 cm.

seg: segundos

T_Alta intensidad: tiempo disputado entre 3,8 y 5,0 $m \cdot s^{-1}$

T_Baja intensidad: tiempo disputado entre 2,0 y 3,7 $m \cdot s^{-1}$

T_Colocación: tiempo disputado entre 0,0 y 0,5 $m \cdot s^{-1}$

T_Trote: tiempo disputado 0,6 y 1,9 $m \cdot s^{-1}$

UA: unidades arbitrarias

VD: Variable dependiente

VI: Variable independiente

V_{max}: velocidad máxima

V_{med}: velocidad media

VO_2: Consumo de Oxigeno

VO_2máx: Consumo Máximo de Oxígeno

vs.: Versus

W:R: ratio entre trabajo y descanso

ÍNDICE

INTRODUCCIÓN

El trabajo que se presenta a continuación es considerado como la primera piedra del camino, un camino largo y duradero pero lleno de ambición e inquietudes por la investigación. Una investigación claramente vinculada al mundo del tenis, el cual será el objeto de todo esfuerzo y dedicación hasta la lectura final de la presente tesis doctoral.

Desde hace décadas, la monitorización de los movimientos desarrollados por los deportistas durante el entrenamiento o la competición está siendo un tema de interés para los científicos. El seguimiento realizado posibilita conocer los requerimientos físicos a los que son sometidos los jugadores, permitiendo intervenir de una forma específica en el entrenamiento, llevar un control de lo realizado para evitar sobrecargas o incluso lesiones y evaluar el rendimiento durante las competiciones. En esta línea de trabajo, el proyecto actual supone la posibilidad de avanzar e innovar en el deporte del tenis, ya que actualmente son muy pocos los estudios publicados en este deporte en relación a las demandas físicas. Aprovechando el avance tecnológico, la optimización del rendimiento de los deportistas ha adquirido un protagonismo creciente debido, en parte, a la utilización de dispositivos GPS para describir las demandas físicas. Pero no solo el rendimiento se verá beneficiado, aplicar la tecnología en el ámbito de la formación supondrá conocer más detalladamente las características de los desplazamientos de los jóvenes jugadores, para evitar el sobreuso o reforzar otras menos atendidas en la práctica deportiva. En consecuencia, los resultados del trabajo podrán aportar información para afinar las tareas y los entrenamientos con el objetivo de posibilitar una mejora del rendimiento de los tenistas, así como proponer de manera pertinente estrategías que permitan prevenir lesiones de los jóvenes jugadores promesas en su carrera hacia la excelencia.

El presente trabajo está constituido por siete capítulos, agrupados en dos bloques, uno teórico, compuesto por un solo capítulo, y otro empírico, formado por seis capítulos.

En el primer capítulo se realiza una revisión sobre las demandas físicas, fisiológicas y técnico-tácticas en el tenis. Se abordarán los diferentes sistemas de análisis utilizados para describir dichas demandas, los cuales han sido implementados tanto en entrenamientos como en competición, también, se analizarán las diferentes variables que afectan a las demandas, distinguiendo entre variables internas o propias del jugador y variables contextuales. A partir de conocer el estado de la cuestión se plantea la parte empírica de la presente investigación, con la pretensión de aportar nueva información sobre el entrenamiento y la competición. En el segundo capítulo se propone el planteamiento de la investigación, donde se añaden los objetivos (tanto el general como los específicos) e hipótesis sobre las que se ha elaborado el presente trabajo. En el capítulo 3 se realiza una descripción detallada del método empleado en el presente estudio, donde se precisan los participantes, variables, materiales, procedimientos y análisis de datos implementados. El capítulo 4, dentro del bloque empírico, es el que recoge los resultados de la presente tesis y está dividido en 3 estudios, en función de las variables independientes analizadas en cada uno de ellos. El primero de los estudios recoge el análisis de las características propias de las participantes, tales como: la categoría, el sexo y el nivel de juego. Mientras que el segundo estudio agrupa variables referentes al contexto de juego, distinguiendo entre la superficie de juego y la eliminatoria del torneo. En el último estudio se comparan los partidos de competición con los entrenamientos. A continuación, en el capítulo 5, se desarrolla la discusión teniendo en cuenta los resultados obtenidos en el capítulo anterior. Este quinto capitulo se divide en dos subapartados, uno referente a las variables pertenecientes a la dimensión de la velocidad y otro referente a las variables que componen la dimensión de la aceleración. En el capítulo 6 se detallan las principales conclusiones derivadas de las conclusiones de los tres estudios, junto con las posibles aplicaciones prácticas del mismo. Asimismo, las futuras líneas de investigación que pueden ser abordadas en estudios venideros se detallarán en el capítulo 7, junto con el desarrollo de las limitaciones encontradas.

Todas las publicaciones citadas en el texto, así como la lista de referencias han sido realizadas siguiendo las directrices de la *American Psychological Association* (normas APA) en su sexta edición.

Además, el último apartado del presente trabajo recoge todos los anexos utilizados para su elaboración. En un primer lugar aparece la hoja informativa y el consentimiento informado que todos los participantes del estudio aceptron y firmaron. En segundo lugar se puede encontrar la aprobación institucional por parte de la Comisión Universitaria de Ética de la Investigación y de la Docencia (CUEID) de la Universidad del País Vasco (UPV/EHU) a la realización de dicho estudio, cumpliendo las exigencias metodológicas, éticas y jurídicas vigentes. En tercer lugar se recogen diferentes materiales utilizados en la recogida de datos como: una hoja de registro de la duración de los partidos y varios ejemplos de informes del análisis físico elaborado a través del *software Sprint v.5.1.4*, de una sesión de competición. Por último, se incluyen los manuscritos que han sido publicados y/o aceptados en el momento de la entrega del trabajo, así como las comunicaciones realizadas en congresos.

PARTE TEÓRICA

CAPÍTULO 1

Demandas del entrenamiento y la competición en tenis: estado de la cuestión

En este capítulo se va a realizar un análisis sobre las demandas que les son requeridas a los jugadores de tenis cuando entrenan y compiten. Estas demandas serán agrupadas en primer lugar en función de los sistemas fisiológicos solicitados, conocidos también como carga interna (Imperillezzeri, Rampinini y Marcora, 2005). A continuación, se analizarán las demandas físicas o carga externa de los tenistas, centrándose en las características de los desplazamientos realizados por éstos. Por último, serán descritas también, las demandas técnico-tácticas del tenis de competición, que permitirán conocer más sobre este aspecto del juego.

Las demandas descritas en la literatura se agruparán en situaciones de entrenamiento y competición, para comparar así las posibles diferencias existentes entre ambos procesos. Además se pormenorizará la variabilidad aportada por ciertas variables contextuales que pudieran afectar a las demandas fisiológicas, físicas y técnico-tácticas anteriormente comentadas. Esta descripción sobre el estado de la cuestión de las demandas requeridas al practicar el tenis, permitirá situar el estado actual de la investigación en este deporte, que servirá de punto de partida para el desarrollo de la parte empírica del presente trabajo.

1.1. Demandas en el tenis de competición

Antes de conocer las demandas físicas de esta disciplina deportiva, es interesante analizar la estructura y características de éste. Parlebas (2001) clasifica el tenis en su modalidad de individuales como una situación motriz con adversario y sin compañero en una situación estable, sin incertidumbre del medio. Su propuesta para clasificar las situaciones motrices se fundamenta en tres criterios: la incertidumbre procedente del entorno físico (I), la interacción práxica con los compañero/s (C) o comunicación motriz, y la interacción motriz con adversario/s (A) o contracomunicación motriz. Toda situación puede ser caracterizada por el hecho de que posea o no cada uno de estos tres rasgos. Sin embargo, siguiendo a Martínez de Santos (2002) y analizando uno de los criterios anteriores, como es la interacción motriz con los adversarios, la participación en el tenis puede definirse como alterna respecto al golpeo de la pelota, pero respecto a la participación de los jugadores, se podría definir como una participación simultánea pero restringida por la alternancia del golpeo. Por tanto, la participación de los jugadores y el espacio que éstos ocupan, son elementos que condicionan la conducta de interacción de los jugadores de tenis. Dicha conducta de interacción exige a los tenistas una serie de demandas fisiológicas (carga interna) y físicas (carga externa), las cuales se explican en los siguientes apartados.

1.1.1. Demandas fisiológicas o carga interna en el tenis de competición

En primer lugar vamos a definir el concepto de carga interna, que según González e Izquierdo (2006) es el conjunto de exigencias biológicas y psicológicas provocadas por las actividades de entrenamiento, que originan fatiga, distintos cambios fisiológicos y una alteración del equilibrio homeostático. Las demandas fisiológicas podrán ser valoradas atendiendo al análisis de la carga interna provocada por la actividad realizada por los deportistas en la pista.

La mayor parte de los estudios (Fernández-Fernández, Fernández-García, Méndez-Villanueva y Terrados-Cepeda, 2005; Smekal et al., 2001) que han abordado un análisis fisiológico en tenis han coincidido en utilizar variables similares: la frecuencia cardiaca (FC), el consumo de oxígeno (VO_2) y la concentración de lactato en sangre (LA). Sin embargo, algunos autores como Méndez-Villanueva, Fernández-

Fernández y Bishop (2007a) y Morante y Brotherhood (2007) proponen incorporar la percepción subjetiva del esfuerzo (RPE) como otra variable a analizar para valorar la carga interna de los deportistas, esta última considerada desde una perspectiva más holística, ya que confluyen, no sólo la demanda externa (y su implicación interna) a la que ha sido expuesto el sujeto, sino que incorpora otras, como el status de entrenamiento, las sensaciones, o la motivación entre otros (Impellizzeri et al., 2005), que desembocan en la percepción que el deportista ha tenido sobre la actividad realizada.

En cuanto a la FC, Fernández-Fernández, Méndez-Villanueva, Pluim, Fernández-García y Terrados-Cepeda (2007b) concluyeron que debido al carácter intermitente del tenis, hay que tener cuidado a la hora de interpretar la intensidad del juego mediante la FC, puesto que no siempre refleja las variaciones en el VO_2 máx de los jugadores. Además, la variabilidad de la duración de los partidos de tenis, al igual que ocurre en otros deportes de raqueta como el pádel (Castillo-Rodríguez, 2012), puede influir en los cambios en la FC (Christmass, Richmond, Cable, Arthur y Hartmann, 1998; Fernández-Fernández, Méndez-Villanueva y Sanz-Rivas, 2009a; Girard y Lattier, 2006; Smekal et al., 2001). Esta respuesta fisiológica (medida a partir de la FC) se caracteriza por poseer una intensidad media-alta, aunque es inferior en comparación con otros deportes de raqueta como en el squash (Alvero, Barrera, Mesa y Cabello, 2009). En un estudio comparativo realizado entre dos deportes de raqueta, como el tenis y el bádminton en modalidad de individuales (Torres, Cabello y Carrasco, 2004), obtuvieron mayores registros en la FC media en los jugadores de bádminton respecto a los tenistas, cuando analizaron partidos de competición. Estos valores de intensidad media-alta se deben a que estos deportes de raqueta se caracterizan por esfuerzos intermitentes (puntos disputados) que se prolongan en el tiempo, con descansos de unos 10-20 segundos entre tantos a lo largo del partido (Ferrauti, Weber y Wright, 2003; Novas, Rowbottom y Jenkins, 2003).

En relación al VO_2, Smekal et al. (2001) indicaron que las demandas medias del tenis son poco exigentes para sus deportistas, en torno a un 50 % de su VO_2 máx. Además, estas demandas, son menos exigentes que en otros deportes como el rugby o el bádminton (Fernández-Fernández, Méndez-Villanueva y Pluim, 2006). Seliger, Ejem, Pauer y Safarik (1973) analizaron el VO_2 de jugadores en partidos de tenis, concluyendo que el 88 % de la energía que necesita el jugador es proporcionada por el metabolismo aeróbico, mientras que el 12 % restante se obtiene gracias a la participación del metabolismo anaeróbico. Analizando la FC y VO_2 de los jugadores de forma conjunta, Novas et al. (2003) encontraron que la FC superaba los valores del VO_2 en los periodos de descanso. Esto podría venir condicionado por la naturaleza intermitente del tenis, que puede subestimar las demandas fisiológicas de los tenistas si se tiene como única referencia la FC, ya que en los descansos los valores de la FC pueden ser mayores que en momentos propios del partido (Christmass et al., 1998).

La tercera variable a analizar ha sido la concentración de lactato en sangre (LA). A este respecto, Fernández-Fernández et al. (2007b) concluyeron que los niveles permanecen bajos durante un partido de tenis, aunque otros autores como Smekal et al. (2001) sugirieron que durante puntos largos e intensos puede existir un incremento en los niveles de lactato, lo que sugiere un incremento en la participación del mecanismo de suministro de energía glucolítica. Dependiendo del tiempo de reposo entre los puntos del juego, de la intensidad de los esprines y de la capacidad del organismo de tolerar la repetición de acciones a máxima intensidad, el LA será diferente para cada deportista (Méndez-Villanueva, Fernández-Fernández, Bishop, Fernández-García y Terrados-Cepeda, 2007b). En consonancia con esta afirmación Martin, Thevenet, Zouhal, Mornet, Deles y Ben Abderrahman (2011) propusieron que el tiempo de descanso del jugador entre puntos y juegos podría ser el factor clave en la aparición temprana o no de la fatiga muscular durante los partidos de tenis. Diversos estudios como los de Westerblad, Allen y Lännergren (2002) y Pedersen, Nielsen, Lamb y Stephenson (2004) relacionaron la concentración de lactato en sangre y la fatiga muscular, llegando a la conclusión de que no existe una clara relación entre el rendimiento y el LA. Esto puede ser debido al carácter intermitente del tenis, donde en el tiempo de descanso el organismo es capaz de eliminar el LA presente en sangre, evitando así que se acumulen grandes cantidades de éste. En esta línea, Girard y Millet (2008) sugirieron que los niveles de LA en jugadores de tenis fueron más bajos que en otros deportes de raqueta como el bádminton o el squash y, por lo tanto, la acidosis parece contribuir en menor medida en la aparición de la fatiga en los tenistas.

Tabla 1.1.1. Valores obtenidos en algunas variables fisiológicas de jugadores cuando disputan un partido de tenis (adaptado de Smekal et al., 2001).

Autor (año)	**Sexo**	**N**	**S**	**FC (ppm)**	**LA ($Mmol·L^{-1}$)**	**VO2 ($mL·kg^{1}·min^{-1}$)**	**VO_2máx ($mL·kg^{-1}·min^{-1}$)**
Siegler et al. (1973)	M	16		143,0 ±13,9		27,3 ±5,5	
Weber et al. (1978)	M	18	Dura	147,5 ±10,5	2,15		
Kindermann et al. (1981)	M	12		145,9 ±19,8	2,0 ±0,5		
Schimitz (1991)	M	16	Tierra	143,4 ±12,4	2,59 ±1,0		
Bergeron et al. (1991)	M	10	Dura	144,6 ±13,2	2,3 ±1,2		58,5 ±9,4
Reilly y Palmer (1994)	M	8	Dura	146,0 ±19,0	2,0 ±0,4		58,5 ±9,4
Ferrauti et al. (1998)	M F	6 6			1,53 ±0,6	24, ±2 23,1 ±3	
Fernández-Fernández et al. (2005)	F	8	Dura	161,2 ±5,1	2,03		

Nota: M es hombre; F es mujer; N es muestra; FC es Frecuencia cardíaca; LA es Lactato sanguíneo; VO_2: es Consumo de Oxigeno; VO_2máx es Consumo Máximo de Oxígeno; S es superficie de juego.

Otra variable utilizada para determinar la carga interna del tenis ha sido la respuesta a la percepción del esfuerzo o RPE, a través de las escalas de Borg (Borg, Hassmen y Lagerstrom, 1987). Con dicha escala se evalúa el grado de esfuerzo percibido por el deportista al desempeñar una actividad deportiva concreta. Borg et al. (1987) proporcionan criterios para ajustar la intensidad del ejercicio, y de esta forma, poder planificar y organizar las cargas de entrenamiento. La escala BORG correlaciona altamente con las variables anteriormente descritas a la hora de valorar la carga interna de los deportistas. En tenis, utilizando una escala de 6-20 puntos, los valores medios oscilan entre los 12 y los 15 puntos, excepto en puntos largos e intensos donde la valoración subjetiva asciende hasta los 17 puntos (Fernández-Fernández et al., 2005; Fernández-Fernández et al., 2007b; Fernández-Fernández, Sanz-Rivas, Sánchez-Muñoz, González-Tellez, Buchheit y Méndez-Villanueva, 2011). En un estudio (Novas et al., 2003) registraron la RPE, FC Media y VO_2 durante 60 minutos de juego simulado en tenis, durante los cuales, el jugador indicaba un valor específico de RPE al final de cada juego. Los resultados del estudio mostraron que la tasa del gasto energético del tenis a nivel individual se encuentra asociado a la RPE y a la FC Media, llegando a la conclusión que la RPE debe ser utilizada con cautela para estimar el coste energético en el tenis.

1.1.2. Demandas físicas o carga externa

La carga externa de un deporte, según Navarro (2000), se define como aquellos movimientos que el deportista desarrolla para la realización de una determinada actividad. Estos movimientos se encuentran determinados por lo que Pareja (1996) define como los componentes de la carga externa: volumen, duración o carga, recuperación entre estímulos o densidad y la intensidad de la actividad realizada, sean éstos realizados tanto en entrenamiento como en competición. Se trata pues de las características de las acciones propias del deporte, necesarias para conocer el perfil de las demandas físicas de los deportistas cuando realizan cualquier actividad (Impellizzeri et al., 2005).

Son varios los métodos utilizados a lo largo de la historia para valorar los componentes de la carga externa en diferentes disciplinas deportivas. Por ejemplo en fútbol, hasta la fecha, para conocer la distancia recorrida en diferentes rangos de intensidad se han utilizado diferentes tecnologías, desde las manuales, hasta las automáticas pasando por las semiautomáticas (Castellano y Casamichana, 2014). En lo que respecta a deportes de raqueta, Vuckovic, Dezman, Erculj, Kovacic y Pers (2006) encontraron que la distancia recorrida en squash, registrada a partir de la grabación con cámara de vídeo y su posterior análisis con *videotracking* (SAGIT/SQUASH), oscilaba entre 254 m y 1449 m. En pádel, la distancia registrada por partido fue de 2016 m, para ello utilizaron un *Suunto T6* con adaptador a la zapatilla de los jugadores (Cabrera, Ruiz y Suárez, 2006). Mientras que en tenis, Comellas y López (2001) demostraron que un jugador de tenis recorre 4250 m en un partido de 5 sets, pero no especifican el método utilizado en dicho estudio. Analizando la distancia recorrida por punto, Murias, Lanatta, Arcuri y Laiño (2007) estimaron que los tenistas recorren 11,6 ±1,5 m en tierra batida y 9,3 ±1,8 m sobre superficie dura durante cada punto del partido, gracias al análisis llevado a cabo tras analizar manualmente los partidos grabados.

En lo que respecta al volumen de los partidos de competición, habitualmente es representado por el tiempo en que la pelota está en juego o aplicado al ámbito de la raqueta, mientras se está disputando el tanto, midiéndose en minutos (min) o segundos (seg). El análisis de la duración de los estímulos adquiere gran importancia en aquellos deportes de duración variable, como por ejemplo los deportes de raqueta. En pádel, la duración media de un punto es de 7,14 ± 2,0 seg (Carrasco, Romero, Sañudo y de Hoyo, 2011), mientras que la duración de un partido es de 86 min (Cabrera et al., 2006). En tenis, Smekal et al. (2001) exponen que la duración media por punto es de 6,4 ±4,1 seg, pero será fundamental conocer las características de cada uno de esos partidos, tanto como el nivel de los jugadores o el tipo de superficie sobre el que se disputan los partidos.

Por otro lado, la densidad o recuperación entre estímulos es considerada como el periodo donde el deportista no recibe ningún estímulo de entrenamiento, por lo tanto, la intensidad de los estímulos estará condicionada por el período de recuperación, cuantificándose como ratio trabajo:descanso. Girard y Millet (2008) encontraron ratios de trabajo:descanso en diferentes deportes de raqueta. Entre los estudiados aprecen el squash (1:1), bádminton (1:2), tenis de mesa (1:3) y tenis (1:4).

Tabla 1.1.2. Duración de los puntos en un partido de tenis (adaptado de Fernández–Fernández et al., 2006).

Autor (año)	Nivel (Sexo)	Duración (seg)	Tiempo (%)	Ratio	S
Weber et al. (1978)	Nacional	5,1	16,4		Dura
Docherry (1982)	Diverso	10,0		1:1,8	Dura
Reilly et al. (1994)	Club alto	5,3 ±1,0	27,9 ±3,9	1:2,5	Dura
Christmass et al. (1998)	Universitario	10,2	23,3 ±1,4	1:1,7	Dura
Elliot et al. (1998)	Regional	4,0 ±4,3	26,5	1:3,1	Dura
Comellas et al. (2001)	Internacional	4,3	22		Dura
O' Donoghue et al. (2001)	Internacional (M) (F)	6,3 ±1,8 7,7 ±1,7 4,3 ±1,6			Dura Tierra Hierba
Smekal et al. (2001)	Nacional	6,4 ±4,1	16,3 ±6,6	1:3,4	Tierra
Girard et al. (2004)	Regional	7,2 ±1,7 5,9 ±1,2			Tierra Dura
Kovacs (2004)	Internacional	6		1:2,6	Dura
Fernández–Fernández et al. (2005)	Internacional	7,5 ±7,3	18,2 ±5,8	1:1,2	Tierra

Nota: Duración es duración media por punto en segundos; Tiempo % es tiempo efectivo de juego en %; Ratio es ratio trabajo:descanso; S es superficie

La intensidad de los estímulos soportados por los deportistas es otro de los componentes de la carga externa que habitualmente se utilizan para cuantificar la carga de entrenamiento (Impellizzeri et al., 2005). La intensidad del ejercicio viene determinada principalmente por la calidad de trabajo realizado por unidad de tiempo, por lo que se mide en términos de velocidad, fuerza o tipología de la actividad, entre otros. La intensidad de los esfuerzos en fútbol fue analizada por Yamanaka, Haga y

Shindo (1988), los cuales analizaron partidos de competición filmados en vídeo, para evaluar la velocidad a través de intervalos de tiempo y espacio que ocupaban los jugadores durante la competición, obteniendo así un porcentaje válido y fiable para la planificación posterior del entrenamiento.

Pero la tecnología avanza a pasos agigantados. Tanto es así, que en los últimos años se ha comenzado a utilizar dispositivos GPS para medir la intensidad, calidad o tipología de la carga externa de los jugadores en diferentes deportes (Aughey, 2011a; Cummins, Orr, O'Connor y West, 2013). La aplicación de las microtecnologías permite el registro de variables como aceleraciones, distancias, velocidades, saltos o impactos durante el desarrollo de partidos de competición y situaciones de entrenamiento en numerosos deportes de equipo, permitiendo valorar de forma más precisa la actividad competitiva (Barbero-Álvarez, Coutts, Granda, Barbero-Álvarez y Castagna, 2009; Cummins et al., 2013). A nivel europeo en la actualidad el fútbol es uno de los deportes donde mayor predominancia existe del estudio de la carga externa mediante la implantación de los dispositivos GPS (Buchheit, Méndez–Villanueva, Simpson y Bourdon, 2010; Harley et al., 2010). El análisis de la carga externa del jugador de fútbol ha sido analizado por Casamichana y Castellano (2011) mediante la comparación de una serie de variables como la velocidad, distancia recorrida o ratio trabajo:descanso, entre entrenamientos y partidos mediante la monitorización de los datos con GPS. Los resultados mostraron que los jugadores semiprofesionales de fútbol realizaron acciones más intensas en los partidos que en los entrenamientos. Una de las posibilidades y líneas de investigación abiertas en el uso de los GPS en el mundo del fútbol es cuantificar la carga de los jugadores en función de su demarcación. En este sentido, Casamichana, San Román-Quintana, Castellano y Calleja-González (2012) concluyen que las demandas físicas y fisiológicas de los jugadores de fútbol 7 varían en función de la posición del jugador, siendo el delantero el que menor exigencia muestra. Siguiendo en la misma línea, en un estudio realizado en futbol playa (Castellano y Casamichana, 2010) se agruparon los desplazamientos de los jugadores según rangos de velocidad, determinando la distancia recorrida y el tiempo del partido que se mueven dentro de cada uno de esos rangos. Como conclusión del estudio, destacar que los jugadores realizaban muchas acciones a alta intensidad de corta duración, considerando las aceleraciones como determinantes en el rendimiento. Este es otro ejemplo de las posibilidades que ofrecen los dispositivos GPS.

Pero no sólo se han utilizado los sistemas de posicionamiento global en el fútbol, sino que tal y como recoge Aughey (2011a) han sido utilizados en deportes como el criquet (Petersen, Pyne, Dawson, Portus y Kellett, 2010) y el fútbol australiano (Brewer, Dawson, Heasman, Stewart y Cormack, 2010). En referencia a este último deporte, se realizó un trabajo (Aughey, 2011b) en el que utilizaron los dispositivos GPS, con el objetivo de comprobar si existían diferencias entre las demandas físicas de los jugadores en las fases finales y en partidos de la temporada. Gracias a la utilización de los GPS, quedó demostrado que en las finales los jugadores realizaban casi el doble de aceleraciones y recorrían a alta intensidad mucha más distancia que en partidos regulares.

Queda reflejado por tanto, que en los últimos años el uso de GPS está más que extendido en los deportes colectivos practicados al aire libre, pero sería interesante conocer si estos dispositivos podrían aplicarse a otros deportes de raqueta, como el tenis.

Para conocer el perfil físico o carga externa de los tenistas, se han estudiado las características de los desplazamientos mediante la observación de los partidos, analizando principalmente la duración de los partidos, la cual oscila entre una y cinco horas por partido, pero con bajo tiempo efectivo de juego, situado entre el 20-30 % en tierra batida y cercano al 10-15 % en superficie dura. La distancia recorrida por los jugadores en sus desplazamientos difiere según la intensidad de los mismos, encontrando que un 80 % de los desplazamientos tienen una distancia de 2,5 metros desde la posición inicial del jugador, mientras que un 10 % de los desplazamientos se caracterizan por presentar una distancia entre 2,5 y 4,5 metros. El 10 % de la distancia restante es recorrida por los jugadores cubriendo distancias superiores a 4,5 metros (Fernández-Fernández, Méndez-Villanueva, Fernández-Garcia y Terrados-Cepeda, 2007a). Comellas y López (2001) realizaron un análisis de partidos de tenis donde analizaron la distancia recorrida y la duración de los puntos, juegos y sets, concluyendo que el tenis se caracteriza por desplazamientos cortos, intensos y con continuos cambios de dirección y sentido. Según Fernández-Fernández et al. (2007a) se realizan entre 4 y 5 desplazamientos en ambas direcciones, con una duración entre 5-10 seg, intercalados con periodos de recuperación de 10-20 seg, entremetidos con periodos de descanso largos de unos 60-90 seg.

Estas afirmaciones no parecen suficientes para describir con detalle las características de los desplazamientos de los tenistas en partidos de competición, por lo que se incorporaron sistemas de posicionamiento global (GPS) al mundo del tenis, con el objetivo de conseguir un conocimiento más detallado del perfil de las demandas físicas de los tenistas. En esta línea, Reid, Duffield, Dawson, Baker y Crespo (2007) y Duffield, Bird y Ballard (2011) aplicaron estos dispositivos en entrenamientos en tenis, concluyendo que los desplazamientos se caracterizan por ser cortos e intensos, ya que las dimensiones de la pista no permiten alcanzar grandes velocidades ni recorrer grandes distancias, por lo que para su correcta evaluación los dispositivos deberán tener una alta frecuencia de muestreo (Duffield, Reid, Baker y Spratford, 2010). Para este desempeño, éstos y otros autores (Duffield et al., 2010; Duffield et al., 2011; Reid, Duffield, Minett, Sibte, Murphy y Baker, 2013) tuvieron en cuenta variables como la distancia total recorrida, la distancia relativa y la velocidad media y máxima. Dichas variables parecen no ser suficientes para describir las demandas físicas de los tenistas, ya que como ellos mismos concluyen, el tenis se caracteriza por desplazamientos cortos e intensos. Por tanto, la predominancia de este tipo de desplazamientos conlleva una pérdida de importancia de los valores obtenidos en variables como la distancia recorrida, en favor de las realizadas a alta intensidad o los picos de velocidad alcanzados por los jugadores de tenis.

En esta tesitura, probablemente la incorporación de variables relacionadas con la aceleración puede adquirir un gran protagonismo en los deportes de raqueta como el tenis (Galé-Ansodi, 2014; Hoppe et al., 2014), o como el pádel (Castillo-Rodríguez, Alvero-Cruz, Hernández-Mendo y Fernández-García, 2014). En tenis, Galé-Ansodi (2014) encontró que el 89,2 % de la distancia recorrida por los jugadores de tenis en un partido de competición fue recorrida mediante aceleraciones. Este dato pone de relevancia la importancia de analizar variables relacionadas con la aceleración en los deportes de raqueta en general y en el tenis en particular. Por último, Hoppe et al. (2014) incorporaron el análisis de aceleraciones y deceleraciones en partidos simulados de competición de jóvenes tenistas, llegando a la conclusión de que las acciones de alta intensidad (aceleraciones y deceleraciones) se mantienen con similar frecuencia y características a lo largo del todo el partido, siendo este tipo de acciones determinantes en la cuantificación de la carga externa de los tenistas. Otro aspecto que analizaron fue comprobar si las demandas físicas entre jugadores que ganaron y perdieron los partidos eran diferentes, no encontrando tampoco diferencias significativas al respecto.

El perfil de las demandas físicas de los deportistas viene determinando por las características de las acciones que éstos deben realizar en la competición para resolver la tarea motriz. Por tanto, se antoja indispensable conocer cuáles son estas características para poder proponer un entrenamiento acorde y adaptado a los tenistas que les permita responder de la mejor forma posible a las exigencias físicas a las que se enfrentan en una pista de tenis.

1.1.3. Demandas técnico-tácticas

Tras describir las demandas fisiológicas y físicas del tenis, es interesante conocer cuáles son las demandas técnicas y tácticas del tenis parar poder realizar una descripción completa del deporte.

La técnica se define como las acciones mecánicas que el individuo debe realizar para hacer operativa en la práctica la conducta motriz deseada. En tenis, la técnica se traduce en los golpeos que el jugador realiza en el intercambio del móvil, encontrando 20 golpes distintos que, teniendo en cuenta las variantes técnicas de ejecución que pueden llevarse a cabo, suponen una gran necesidad de habilidad técnica en la realización de los gestos deportivos de esta modalidad (Crespo, Andrade y Arranz, 1993). El número de estos golpeos en un partido de tenis depende de muchos factores, tales como la duración del partido, la superficie donde se juega o si el jugador adquiere el rol de sacador o restador del punto. En cuanto a la duración del partido, de forma general se ha establecido una duración de juego en torno a 1 hora y 30 min (Bergeron et al., 1995; Kovacs, 2007) en partidos disputados al mejor de 3 sets. Mientras que en aquellos partidos disputados al mejor de 5 sets, los jugadores pueden alcanzar las 5 horas de duración existiendo un mayor número de golpeos en los partidos más largos (Hornery, Farrow, Mujika y Young, 2007). Por ello, es interesante conocer el número de golpeos realizados en cada punto y por partido, ya que la duración de éstos afectará a los resultados. La superficie donde se disputan los partidos afecta también al número de golpeos realizados en cada punto, siendo superior en tierra batida que en hierba, ya que en Roland Garros el 61 % de los puntos se obtuvieron después de 5 golpeos o menos, el 22 % siguiente después de 6 o 9 golpeos y sólo el 17 % se logró con más de 9 golpeos. En Wimbledon, los datos que se obtuvieron fueron muy concluyentes, ya que el 97 % de los peloteos terminaron con 5 golpeos por punto de media y sólo el 3 % de estos peloteos alcanzaron los 9 golpes (Unierzyski y Wieczorek, 2003). Otro factor que incide en el número de golpeos por punto es el rol que desempeña el tenista, es decir, si el jugador está al servicio o al resto del saque (Johnson y McHugh, 2009). Estos autores grabaron vídeos de tres grandes torneos de tenis (Rolland Garros, Wimbledon y Open U.S.A.) disputados en diferentes superficies, concluyendo que en los partidos sobre tierra batida (Rolland Garros) se efectuaron más golpeos que en el resto de torneos cuando el jugador estaba tanto al servicio (21,0 ±10,5 golpeos) como al resto del saque (14,8 ±9,2 golpeos). Los partidos disputados sobre superficie rápida (Open U.S.A.) y sobre hierba (Wimbledon) se caracterizaron por presentar menos golpeos que sobre tierra batida, tanto en el servicio, 17,9 ±12,1 y 16,0±8,9 golpeos, como en el resto, 12, 2 ±10,0 y 10,4± 6,0 golpeos, en el Open U.S.A. y en Wimbledon respectivamente. Parece que los tenistas cambian su estilo de juego dependiendo de la superficie, de forma que en hierba y pista rápida se produce un incremento del número de subidas a la red, aces y puntos conseguidos después del primer servicio, con respecto a la tierra batida (Barnett y Pollard, 2007; Fernández-García, Torres-Luque, Sánchez-Pay y Fradua, 2012). Esto es debido fundamentalmente a que en esta superficie el bote es más rápido y bajo, de ahí que resulte decisivo conseguir la iniciativa (Furlong, 1995). Por el contrario, en tierra se favorece un juego desde el fondo de la pista (Unierzyski y Wieczorek, 2003).

Analizando, los golpeos efectuados por los jugadores, quedó demostrado que el saque fue el golpeo con mayor protagonismo por delante de los golpeos liftados, cortados, voleas y remates diferenciados entre derecha y revés. En Rolland Garros el 45 % de los golpeos fueron saques, en el U.S.A. Open los saques protagonizaron el 56 % de los golpeos, mientras que en Wimbledon el total de saques ascendió hasta el 60 % de los golpeos efectuados (Johnson y McHugh, 2009). Por lo tanto, parece ser que el tipo de superficie donde se disputan los partidos afecta al tipo y frecuencia de golpeos que los tenistas ejecutan en sus partidos. El saque tiene un gran protagonismo en los partidos, acaparando en torno a la mitad de los golpeos totales. Según, Schonborn

(1999) el 50-70 % de todos los puntos de un partido dependen de la calidad del servicio o del resto. Los servidores profesionales de excelencia logran 8-14 aces en un partido al mejor de tres sets, siendo capaces de imprimirle a la bola una velocidad media de 202 km/h (Michikami, Ae, Sato, Suda y Umebayashi, 2003). Por este motivo, parece evidente que el tiempo de reacción del jugador debe ser el más corto posible y el dinamismo de su respuesta viene a ser un requisito fundamental para restar la bola en las mejores condiciones posibles.

Pero la práctica del tenis no se reduce únicamente a la ejecución encadenada de una serie de gestos técnicos, sino a la utilización de esa técnica poniéndola al servicio de las intenciones ofensivas o defensivas del jugador. Por tanto, técnica y táctica están estrechamente relacionadas en el tenis. La técnica de los jugadores queda determinada en gran medida por las habilidades perceptivas de éstos, ya que en deportes donde el móvil se desplaza a alta velocidad, son los jugadores con una gran capacidad perceptiva los que pueden percibir e interpretar la información en muy poco tiempo, ejecutado así los golpes de forma exitosa (Williams, Ward, Smeeton y Allen, 2004). El comportamiento táctico de los tenistas puede alterar el perfil de su actividad física, diferenciado entre jugadores con un perfil atacante por un lado y jugadores con unas características más defensivas por otro (Fernández-Fernández, 2009a). Además, Smekal et al. (2001) demostraron que cuando uno de los jugadores lleva la iniciativa en el juego, es decir, adquiere el rol de jugador ofensivo, la duración media de los puntos es más corta que cuando ambos jugadores muestran un comportamiento más defensivo, perdurando así un intercambio más largo y menos intenso.

1.2. Variables que afectan a las demandas físicas en el tenis

Todas las demandas explicadas anteriormente pueden verse sensiblemente modificadas por una serie de variables. Éstas pueden ser de dos tipos, distinguiendo entre variables internas o propias al sujeto, las cuales no pueden ser modificadas como la edad, el sexo y el nivel de juego y entre variables contextuales, las cuales sí que pueden ser modificadas por agentes externos, como la superficie sobre la que se disputan los partidos, el tipo de juego de cada tenista, la eliminatoria del torneo disputada o si se trata de un partido de competición o una sesión de entrenamiento.

1.2.1. Variables referentes a las características de los participantes

En lo que respecta al primer tipo de variables o características, la edad de los jugadores es una variable a tener en cuenta. Cabe destacar que no se ha encontrado literatura científica sobre el análisis de las demandas físicas de los jugadores realizando comparativas en función de las diferentes edades de éstos. Sin embargo, con el objetivo de reducir las diferencias de maduración y crear grupos homogéneos de competencia que permitan una correcta evaluación de los mismos, se han establecido diferentes categorías en deportes como fútbol (Helsen, Winckel y Williams, 2005) o baloncesto (Schorer, Neumann, Cobley, Tietjens y Baker, 2011). En la misma línea, en tenis, y teniendo en cuenta que factores como la fuerza, la velocidad o el peso son determinantes en el rendimiento de esta disciplina deportiva (Fernández-Fernández et al., 2009a), se antoja imprescindible establecer categorías por edades para organizar las competiciones (Baxter-Jones, Helms, Maffulli, Baines-Preece y Preece, 1995).

Por otro lado, otra variable a tener en cuenta a la hora de describir el perfil físico de los tenistas es el sexo. Las competiciones de tenis se encuentran divididas en dos modalidades, por un lado, competiciones masculinas y por otro, femeninas, con el objetivo de que la competencia entre los jugadores sea lo más equitativa posible. Esto hace indispensable la consideración de la variable sexo a la hora de determinar las demandas físicas de los jugadores de tenis. En otro deporte de raqueta como el pádel, Castillo-Rodríguez et al. (2014) concluyeron que los jugadores masculinos superaron a las jugadoras femeninas en casi todos los valores de las variables analizadas tales como la velocidad media, la velocidad máxima, distancia recorrida por unidad de tiempo y aceleraciones a diferentes rangos de intensidad. Estos datos coinciden con el estudio realizado en tenis por Galé-Ansodi (2014), quien demostró que la velocidad máxima y media alcanzada por los jugadores masculinos fueron superiores a las alcanzadas por jugadoras femeninas. Ambos estudios indican una predominancia del sexo masculino sobre el femenino, en lo que a variables físicas se refiere. Posiblemente esto es debido a las diferencias antropométricas y fisiológicas entre sexos, por lo que será pertinente analizar las variables teniendo en cuenta el sexo de los participantes.

El tenis presenta una clasificación de los jugadores en función de los puntos conseguidos en los diferentes torneos. En España, la Federación Española de Tenis es la que se encarga de regular esta clasificación. Por lo tanto, resulta interesante conocer la relación que existe entre las demandas físicas y el nivel competitivo de los jugadores. Castillo-Rodríguez et al. (2014) en pádel, demostraron que la velocidad media desarrollada por los jugadores de menor nivel fue superior que la velocidad media alcanzada por los jugadores de mayor nivel. Esto pudo deberse a que los jugadores de menor nivel fueron menos eficientes que los jugadores de mayor nivel, en la misma línea que concluyen Del Villar, García-González, Iglesias, Perla-Moreno y Cervelló (2007), y por lo tanto tuvieron que cubrir la distancia de juego a mayor velocidad. Además, Castillo-Rodríguez et al. (2014) demostraron que los jugadores de menor nivel cubrieron más distancia a alta intensidad (3,8 a 5,0 $m \cdot seg^{-1}$) que los jugadores de mayor nivel. Asimismo, Fernández-Fernández, Sanz-Rivas, Sánchez-Muñoz, Pluim, Tiemessen y Méndez-Villanueva (2009b) observaron que los jugadores de nivel recreacional alcanzaron velocidades medias superiores a los jugadores de nivel avanzado, esto pudo deberse a que los jugadores de mayor nivel son capaces de anticipar los golpes del contrario y por tanto, no necesitan moverse tan rápido como los jugadores de menor nivel. Respecto a las habilidades técnicas del tenis, Downey (1973), Hughes (1985) y Sanderson y Way (1977) utilizaron el análisis de notación para describir los patrones del deporte, y llegaron a la conclusión de que las habilidades técnicas y tácticas de los jugadores de tenis afectan al resultado de los partidos. Hughes, Wells y Matthews (2000) mostraron -a través del análisis de notación en squash- que las jugadoras femeninas de élite tenían un patrón de juego determinado, mientras que las jugadoras de nivel recreativo no lo poseían. Además, Hughes y Franks (1994) analizaron las aceleraciones de jugadores de squash con dispositivos distintos a GPS, demostrando que el jugador mejor clasificado en el ranking internacional de squash aceleró un 50 % más rápido que el resto de los jugadores. Por lo tanto, quizás, el componente físico tenga cierta importancia a la hora de establecer el nivel competitivo de los jugadores de tenis.

1.2.2. Variables referentes al contexto de juego

Entre este tipo de variables destacan variables como el tipo de juego que desarrolla cada tenista (Smekal et al., 2001), la superficie y condiciones ambientales en las que se disputa el partido (Hornery et al.,2007; Tippet, Stofan, Lacambra y Horswill, 2011) o condicionantes como realizar el servicio o el resto del juego (Smekal et al.,

2001), la duración de los juegos o el número de golpeos que realiza cada jugador en éstos (Fernández-Fernández et al., 2007a). Otras variables como la organización de los torneos en diferentes eliminatorias y la diferencia entre los partidos de competición y sesiones de entrenamiento también deben ser tenidas en cuenta, ya que, en mayor o menor medida, pueden modificar las demandas de los jugadores (Galé-Ansodi, 2014).

En relación a la primera cuestión, Smekal et al. (2001) consideraron diferenciar los jugadores que respondían a un perfil atacante de los que se caracterizaban por tener un juego más defensivo. Para ello, en su estudio colaboraron tres expertos en tenis que clasificaron a los tenistas en función de las zonas más frecuentes de golpeo (defensivos, línea de fondo y ofensivos, cuadro de saque). Los resultados mostraron diferencias significativas entre las demandas fisiológicas de los dos tipos de jugadores, siendo mayores los valores de VO_2, FC y LA en los jugadores con carácter defensivo. Otro elemento al que se debe prestar atención es la superficie en la que se disputa el partido, ya que puede ser un factor que influya en las demandas fisiológicas del jugador. Siguiendo esta línea, Hornery et al. (2007) analizaron esta cuestión en partidos sobre pista rápida y tierra batida, observando que las demandas fisiológicas sobre pista rápida fueron superiores que en tierra batida. En cambio Reid et al. (2013) utilizaron dispositivos GPS en tenis sobre diferentes superficies, demostrando que los ejercicios de entrenamiento eran más exigentes sobre tierra batida frente a los mismos ejercicios disputados en superficie dura. Probablemente, la causa principal de estos resultados fue la mayor duración de los puntos y, en consecuencia, los menores tiempos de recuperación. Además, la superficie influye en la duración de los puntos y el número de golpeos efectuados por los jugadores durante dichos puntos (Fernández-Fernández et al., 2009a). En consecuencia, estos autores indican que existe una alta correlación entre demandas fisiológicas como LA y FC, y las características del partido como pueden ser la duración de los juegos, el número de golpeos y los cambios de dirección, siendo superiores en los partidos disputados sobre tierra batida frente a los disputados sobre superficie rápida.

Una de las características principales del tenis es que se juega en diferentes superficies y las exigencias físicas en jugadores de tenis pueden ser diferente dependiendo de si la superficie es rápida o de tierra batida (Pieper, Exler y Weber, 2007; Reid et al., 2013). Por lo tanto, es importante conocer las demandas físicas de los jugadores de tenis cuando disputan los partidos en ambas superficies. Hasta la actualidad, los estudios que se han realizado sobre la superficie de la pista de tenis tenían como objetivo el conocimiento de las respuestas fisiológicas de los jugadores o carga interna en los entrenamientos, pero nada se sabe acerca de cómo evolucionan las demandas físicas o carga externa en partidos de competición. Murias et al. (2007) mostraron que la frecuencia cardíaca y lactato en sangre fueron más altos sobre la superficie de tierra batida que sobre la superficie rápida en partidos de competición. Por otra parte, Martin et al. (2011) concluyeron que la frecuencia cardíaca y lactato en sangre fueron más altos sobre la pista de tierra batida que sobre pista rápida en partidos de competición, pero el tiempo de ejecución fue similar en ambas superficies. Finalmente, Reid et al. (2013) encontraron que las demandas fisiológicas y perceptuales también fueron mayores en las canchas de tierra batida. Sin embargo, Fernández-Fernández, Kinner y Ferrauti (2010) no encontraron diferencias significativas en la demanda energética entre ambas superficies de juego. Hasta ahora, y desde el conocimiento de los autores, las demandas físicas de ambas superficies no han sido analizadas en partidos de competición

En lo que a condiciones ambientales se refiere, Tippet et al. (2011) analizaron el aumento de la temperatura corporal en jugadores de tenis que disputaban sus partidos en condiciones de calor (30,3°C ±2,3°C), concluyendo que el mayor aumento de temperatura se producía en el primer set y que como consecuencia las jugadoras veían disminuido su rendimiento, así como una pérdida de masa corporal, debido a la deshidratación. En esta línea de trabajo, Duffield et al. (2011) utilizaron los dispositivos GPS para ver las diferencias existentes entre el rendimiento de tenistas en condiciones de calor, pero utilizando estrategias previas de enfriamiento. La utilización de estos sistemas de posicionamiento global tenía como objetivo determinar cuánta distancia eran capaces de recorrer los tenistas en cinco ejercicios típicos de desplazamiento en pista, demostrando que ante situaciones de temperatura ambiental calurosas, las estrategias preventivas de enfriamiento aplicadas permitían mejorar el rendimiento de los tenistas en cuanto a distancia recorrida se refiere.

Respecto a las características del juego, cabe resaltar la importancia del análisis de las diferencias en cuanto a las demandas que se originan entre el jugador que realiza el servicio y el que resta. En este caso, Smekal et al. (2001) no encontraron diferencias significativas, pero se puede apreciar una ligera variación en las demandas de los jugadores, siendo algo mayores en los tenistas que están al servicio del juego frente a los restadores, propiciadas por la necesidad de los jugadores de ganar los juegos de su servicio. Fernández-Fernández et al. (2007a) coinciden con el estudio anterior en que tanto la FC como LA fueron superiores en aquellos juegos en los que el jugador realiza el servicio o tienen una mayor duración y, por consiguiente, un mayor número de golpeos.

Otra característica del deporte en cuestión, el tenis, es la organización de los partidos de competición. Según Crespo (1993), los partidos se disputan generalmente por el sistema de eliminatoria directa, es decir, a partido único, sin posibilidad de vuelta o de doble partido. Dichos partidos se celebran durante semanas seguidas, disputando partidos con una gran frecuencia, un partido al día en las fases previas, o bien, un partido cada dos días en las fases finales de los torneos. Esta sucesión de partidos, hace interesante el análisis de la evolución de las demandas físicas de los tenistas a lo largo de los torneos. Dichas demandas, se caracterizan por presentar valores más altos en aceleración y velocidad media en las fases finales del torneo, todos ellos disputados sobre pista rápida (Galé-Ansodi, 2014). Estos datos concuerdan con la afirmación de Galé, Castellano, Usabiaga y Casamichana (2014), quienes demostraron que las demandas energéticas de jóvenes jugadores de tenis fueron significativamente superiores en la final del torneo respecto al inicio. En la misma línea, analizando un torneo más largo sobre pistas de tierra batida, Galé-Ansodi, Castellano y Usabiaga (2014) concluyeron nuevamente que a nivel general, las variables suelen incrementar sus valores a medida que se superan eliminatorias en el torneo, pero que ocasionalmente, los tenistas pueden encontrarse ante un partido muy intenso no necesariamente en la final o semifinal del torneo. Además, estos autores concluyen que la sucesión de partidos en tenis es muy común y los tiempos de recuperación entre partidos escasos, incluso doblando partidos en el mismo día. Por tanto, se antoja interesante conocer la carga externa que los jugadores tienen a lo largo del torneo.

El objetivo de cualquier deportista, así como de su equipo técnico, es mejorar su rendimiento para alcanzar el éxito deportivo. Éste es un proceso largo y complicado que depende de muchos factores, pero principalmente del programa de entrenamiento del deportista, el cual según Müller, Benko, Raschner y Schwameder (2000) debe incidir correctamente en el trabajo de los aspectos técnicos-tácticos y físicos del deportista. Otro aspecto a valorar del programa de entrenamiento es la especificidad de éste (Reilly, Morris y Whyte, 2009), ya que un entrenamiento específico asegura la adaptación del deportista con la consiguiente mejora de rendimiento que esto conlleva. En concordancia con esta última consideración Galé-Ansodi (2014) sostiene que plantear a los deportistas programas de entrenamiento específicos permitirá una mejora en su rendimiento. Por tanto, el programa de entrenamiento tiene una gran relevancia a la hora de conseguir el éxito deportivo y por ello, los profesionales del deporte deben preparar a sus deportistas parar soportar unas demandas físicas similares a la que se van a encontrar en la competición. La monitorización de los partidos de competición y de los entrenamientos permitiría conocer las demandas físicas de ambas situaciones. Por tanto, al comparar las demandas físicas de los jugadores procedentes de los entrenamientos y de la competición se sabría si se entrena con la misma exigencia con la que se compite y viceversa. En el caso de que hubiese diferencias, se tendrían en cuenta las demandas físicas de los partidos de competición para diseñar los entrenamientos de forma más específica posible, acercando por tanto los entrenamientos hacia la competición.

Son varias las disciplinas deportivas en las que se han estudiado las diferencias entre sesiones o tareas de entrenamiento y partidos de competición, como por ejemplo en fútbol australiano (Dawson, Hopkison, Appleby, Stewart y Roberts, 2004), fútbol (Casamichana y Castellano, 2011), baloncesto (Montgomery, Pyne y Minahan, 2010), rugby (Hartwig, Naughton y Searl, 2011) o hockey (Gabbett, 2010), obteniendo diferencias significativas entre los dos contextos. Sin embargo, en lo referente al tenis, y según el conocimiento de los autores, no existe ningún estudio que compare las demandas físicas o carga externa de los jugadores de tenis entre la competición y las sesiones de entrenamiento. No obstante, el análisis de la carga interna o variables fisiológicas entre el entrenamiento y la competición sí que ha sido objeto de análisis. Siguiendo esta última línea, Fernández-Fernández et al. (2005) compararon los ejercicios habituales de entrenamiento con las exigencias de la competición, demostrando que la carga interna de los ejercicios técnicos de entrenamiento en pista son significativamente superiores a los valores de ésta en competición. En contraposición, Casamichana y Castellano (2011) quienes concluyeron que los jugadores de fútbol en los entrenamientos no alcanzan la intensidad propia de los partidos de competición, aportando como razón principal la utilización de juegos reducidos como principal ejercicio de entrenamiento, imposibilitando así alcanzar altas velocidades debido a la escasa dimensión del terreno. Similares resultados se obtuvieron en hockey, donde los deportistas realizaban la mayor parte del entrenamientos recorriendo distancias a intensidades inferiores a las de competición (Gabbett, 2010).

En los últimos años, Reid et al. (2007) incorporaron los dispositivos GPS a las sesiones de entrenamiento en tenis, analizando las demandas físicas y las características del rendimiento en diferentes ejercicios de tenis. En este trabajo estudiaron las distancias y velocidades recorridas por los tenistas en cuatro ejercicios tipo que habitualmente se utilizaban en los entrenamientos. Los resultados obtenidos fueron sorprendentes, ya que encontraron que cuando aumentaba la duración del ejercicio, la velocidad del desplazamiento no se veía disminuida respecto a la ejecución de ese ejercicio con una menor duración.

Por todo ello, parece interesante conocer si existen diferencias o no, en lo que a demandas físicas se refiere, entre los entrenamientos y los partidos de competición en tenis.

1.3. Conclusiones

A partir de la revisión realizada sobre los trabajos que han descrito las demandas físicas, fisiológicas y técnico-tácticas del tenis, se pueden extraer las siguientes conclusiones:

- El tenis se caracteriza por tener una duración muy variable, entre un hora y, en algún caso, hasta las cinco horas, pero con un bajo tiempo efectivo de juego en torno al 20-30 % (en tierra batida) o cercano al 10-15 % (en superficie dura) de la duración total del partido (Fernández-Fernández et al., 2009a). Los partidos se caracterizan por presentar esfuerzos cortos e intensos de unos 5-10 seg, intercalados con periodos de recuperación de 10-20 seg, entremetidos con periodos de descanso largos de unos 60-90 seg. Además, en cada punto, cada jugador golpea unas 2 o 3 veces la bola.
- En lo que a demandas físicas se refiere es escaso el conocimiento existente hasta la fecha, pero Fernández-Fernández et al. (2009a) sostienen que el jugador de

tenis de media realiza entre 4 y 5 desplazamientos en ambas direcciones en cada punto del partido. La mayor parte de los movimientos, un 80 %, tienen una distancia de 2,5 metros desde la posición inicial del jugador, mientras que un 10 % de los desplazamientos se caracterizan por presentar una distancia entre 2,5 y 4,5 metros. El 10 % de la distancia restante es recorrida por los jugadores cubriendo distancias superiores a 4,5 metros. Los estudios de Glaister (2005) o Méndez-Villanueva, Bishop, Fernández-Fernández y Fernández-García (2010) aseguran que la mejora del rendimiento en tenis está asociada a la variación en la especificidad del entrenamiento de las acciones repetidas de máxima intensidad. Estas acciones repetidas a máxima intensidad son muy frecuentes en el trabajo de Hoppe et al. (2014), quienes las diferencian en aceleraciones y deceleraciones. Por lo tanto, sería interesante analizar los desplazamientos más comunes en dicho deporte, así como su intensidad, por lo que el perfil físico de los jugadores de tenis estará muy condicionado por las aceleraciones y deceleraciones de éstos. Debido a la gran presencia que tienen las aceleraciones en el tenis y a la falta de información referente a ellas, dichos movimientos se analizarán en el presente trabajo con el objetivo de describir su tipología, dirección, duración y frecuencia. Además, convendría estudiar las distancias recorridas así como las intensidades a las que se desplazan los jugadores, para complementar el estudio de la carga externa de los tenistas.

- El tenis, desde una perspectiva fisiológica, es un deporte de períodos variables de trabajo con pausas, donde las acciones más relevantes se realizan a alta intensidad pero tienen una duración escasa (Galiano, Escoda y Pruna, 1996). La intensidad del ejercicio en relación a la FC máxima oscila entre el 60-80 %, mientras que el VO_2 máx es cercano al 50 % y el nivel de LA se encuentra en torno a los 2 $mmol \cdot l^{-1}$ (Fernández-Fernández et al., 2007b).
- Las demandas técnico-tácticas están estrechamente relacionadas entre sí. La técnica no puede ser considerada como la ejecución única y exclusiva de los golpeos, sino que éstos deben ser ejecutados con unas intenciones o estrategias determinadas.
- Las demandas físicas, fisiológicas y técnico-tácticas del tenis, están condicionadas por una serie de variables. Estas variables se pueden diferenciar en dos grupos, en

primer lugar las variables internas o características propias del jugador, las cuales no pueden ser modificadas, tales como la edad, el sexo y el nivel competitivo del jugador. En segundo lugar, aparecen las variables contextuales o situacionales, las cuales dependen del contexto donde se disputan los partidos y entrenamientos. Entre estas variables encontramos la superficie de juego, que afecta directamente a la duración de los puntos y del partido, el tiempo efectivo de juego y el número de golpeos por punto. La eliminatoria del torneo es una de las variables que también influye en las demandas físicas de los jugadores, incidiendo en el estilo de juego mostrado por éstos en función del nivel de juego de su rival. Los estudios previos en otras disciplinas deportivas indican que las demandas físicas y fisiológicas de los jugadores son superiores en los partidos de competición respecto a los entrenamientos. Sin embargo, en tenis todavía no existe constancia de ello, por lo que parece prioritario realizar estudios donde se comparen las demandas de los jugadores cuando entrenan y cuando compiten. El objetivo sería conocer si existen o no diferencias en las demandas requeridas a los tenistas, por lo que resulta imprescindible analizar a los mismos jugadores en entrenamientos y partidos de competición, para conocer de primera mano el grado de similitud entre los estímulos demandados en ambos procesos.

PARTE EMPÍRICA

CAPÍTULO 2

Planteamiento de la investigación

Tras el conocimiento del estado de la cuestión de las demandas de tenis, ha quedado patente la necesidad de conocer con mayor precisión las demandas físicas, a partir de los desplazamientos y/o acciones de los tenistas en entrenamientos y partidos de competición. Hasta el momento únicamente se conocen aspectos referentes a la carga interna del deporte y a la duración, frecuencia y distancia de los desplazamientos que se dan en el tenis. Por ello, se antoja necesario complementar el conocimiento actual con el estudio de las demandas físicas de los jugadores de tenis tanto en partidos de competición como en entrenamientos. Incorporar variables referentes a la velocidad o a la aceleración permitirá precisar las demandas reales de los jugadores de tenis. Por este motivo, el planteamiento de la presente investigación recoge un objetivo general y varios secundarios con los que pretendemos responder a la pregunta de investigación ¿qué demanda el entrenamiento y la competición a los tenistas? De manera detallada se presentan además las hipótesis de trabajo que servirán de guión para desarrollar esta investigación.

2.1. Objetivos

A continuación se detallan los objetivos que se pretende conseguir con la realización del presente trabajo, dividiéndolos en dos tipos de objetivos, uno general y tres específicos.

2.1.1. Objetivo general

El objetivo general del presente trabajo será describir y comparar los patrones de movimiento de los jugadores de tenis de élite en etapa de formación, durante el entrenamiento y la competición, mediante la utilización de la tecnología GPS.

2.1.2. Objetivos específicos

El objetivo general se divide en una serie de objetivos específicos, que serán atendidos en cada uno de los capítulos que se presentan en esta tesis doctoral. Responder a estos objetivos específicos permitirá conocer de forma más detallada el perfil de las demandas físicas tanto en el entrenamiento como en la competición a partir de considerar diferentes variables de clasificación.

Objetivo específico 1: Describir y comparar las demandas físicas de los jugadores de tenis en competición en función de la edad, el sexo y el nivel competitivo.

Para cumplir con este objetivo se analizarán partidos de competición en jóvenes jugadores de tenis. La descripción partirá en primer lugar de un análisis general y a continuación, se realizará en función de una serie de variables dependientes en torno a la distancia recorrida, velocidad y aceleración/deceleración. Estas variables serán analizadas a partir de variables de clasificación como: 1) edad de los participantes, distinguiéndose las categorías alevín (10-11 años), infantil (12-13 años), cadete (14-15 años) y junior (16-17 años); 2) el sexo de los participantes, considerándose el sexo de los jugadores, masculino o femenino, y; 3) nivel competitivo de los jugadores, clasificación que se realizará a partir del ranking que ocupan éstos en la clasificación.

Objetivo específico 2: Describir y comparar las demandas físicas de los jugadores de tenis en competición en función de variables contextuales como la superficie del terreno y la eliminatoria del torneo.

Para cumplir con este objetivo se analizarán partidos de competición en jóvenes jugadores de tenis a partir de la monitorización de variables como la distancia recorrida, velocidad y aceleración/deceleración, considerándose las siguientes variables de clasificación: 1) la superficie de la pista donde se disputan los partidos será estudiada también, diferenciando entre tierra batida y superficie dura, y; 2) la eliminatoria del torneo. Esto permitirá conocer las demandas físicas a las que están sometidos los tenistas en función del efecto que tienen sobre éstas las variables anteriormente citadas y, por consiguiente, permitirá a los entrenadores individualizar los entrenamientos, ajustándolos a las características específicas de los jugadores y el tipo de competiciones o torneos en los que tengan que jugar.

Objetivo específico 3: Comparar las demandas físicas de los jugadores de tenis en entrenamientos con respecto a partidos oficiales de competición.

Este objetivo persigue conocer en qué medida se asemejan las demandas físicas a las que son sometidos los jugadores de tenis en los entrenamientos con relación a las exigencias de los partidos de competición. Para ello, se monitorizarán entrenamientos y partidos de competición de jóvenes tenistas en el mismo momento de la temporada, utilizando para ello los dispositivos GPS. Con este estudio sabremos si la intensidad de los entrenamientos se asemeja a la de los partidos, con la pretensión de preparar a los jugadores de la mejor forma posible ante la competición.

2.2. Hipótesis

Las tres hipótesis que se plantean en la presente investigación pretenden indagar en el conocimiento sobre las demandas físicas en competición en jóvenes jugadores de tenis, considerando también diferentes variables situacionales, y en el proceso de entrenamiento. Se proponen las siguientes:

1. H1: Suponemos que las demandas físicas de los jugadores jóvenes de tenis en un partido de competición podrían verse afectadas por variables como la edad, el sexo o el nivel competitivo.

    H1.1: Probablemente las demandas físicas de la competición variarán en función de la edad de los mismos, siendo mayores a medida que los jugadores son mayores.

H.1.2: Es probable que las demandas físicas de los jugadores jóvenes de tenis en un partido de competición dependan del sexo, siendo mayores en los jugadores masculinos respecto a las jugadoras femeninas.

H1.3: Creemos que las demandas físicas de los jugadores jóvenes de tenis en un partido de competición pueden verse afectadas por el nivel competitivo de éstos, siendo más exigentes en los jugadores de menor nivel.

2. H2: Suponemos que las demandas físicas de los jugadores jóvenes de tenis en un partido de competición podrían verse afectadas por variables contextuales como la superficie de la pista o la eliminatoria del torneo.

H2.1: Pensamos que las demandas físicas de los jugadores jóvenes de tenis pueden verse afectadas por la superficie donde son disputados los partidos de competición, demandando una mayor intensidad las competiciones disputadas sobre pista rápida respecto a la tierra batida.

H.2.2: Creemos que las demandas físicas de los jugadores jóvenes de tenis en un partido de competición pueden verse afectadas por la eliminatoria del torneo disputada, siendo superiores en las eliminatorias finales del torneo.

3. H.3: Creemos que existen diferencias entre las demandas físicas solicitadas en los entrenamientos a los jugadores jóvenes de tenis con respecto a los requeridos en los partidos de competición, suponiendo una mayor demanda física los partidos de competición.

CAPÍTULO 3

Método

En este capítulo se describen de forma detallada todos los apartados que componen la parte procedimental de este trabajo de investigación. En primer lugar, se abordarán el número y las características de los participantes que intervinieron en cada uno de los estudios que completan el presente trabajo de investigación. Posteriormente se explicarán todas las variables utilizadas, tanto las dependientes como las independientes o de clasificación. A continuación, se detallarán los materiales utilizados, con especial mención a los dispositivos GPS, así como el procedimiento seguido para obtener los registros. De manera específica se detalla el estudio previo desarrollado para conocer el grado de fiabilidad de los dispositivos en la monitorización de los patrones básicos de desplazamiento realizado por los tenistas. Acabaremos este apartado describiendo los tipos de análisis de datos implementados a los registros realizados a los jugadores tanto en entrenamiento como en competición, a partir de los cuales podremos realizar comparaciones considerando las diferentes variables independientes incluidas en la presente investigación.

3.1. Participantes

La elaboración del presente trabajo ha sido posible gracias a la participación de un total de 23 tenistas masculinos (13,7 ±1,8 años) y 28 femeninos (14,2 ±2,2 años), con una edad media de 13,9 ±2,1 años. Estos jugadores y jugadoras formaban parte de varios centros de alto rendimiento existentes en las distintas Comunidades Autónomas de España, principalmente de la Escuela Territorial de la Federación Aragonesa de Tenis (n=40) y de otras (n=11). Para la inclusión de los participantes en el estudio se establecieron dos requisitos: 1) llevar compitiendo al máximo nivel entre 2 y 5 años, y 2) que en la actualidad se encontrasen entre el número 1 y 6 del ranking de la comunidad a la que pertenecen en su categoría. Respecto a la distribución de los jugadores en las categorías, 10 fueron alevines (10-11 años), 23 infantiles (12-13 años), 9 cadetes (14-15 años) y 9 juniors (16-17 años).

El número de registros totales analizados tras la monitorización de los partidos y entrenamientos fue de 214, abarcando un rango de entre 1 y 5 para cada jugador analizado. El amplio rango de registros por jugador obtenidos fue debido, fundamentalmente, a que solo los mejores jugadores de cada torneo fueron superando eliminatorias, lo que les permitió acumular un mayor número de registros. La realización del proyecto fue autorizado, en primer lugar por el Comité de Ética de la Universidad del País Vasco (CEISH), en segundo lugar por la Federación Aragonesa Tenis (FAT) que aceptó el desarrollo del proyecto en sus instalaciones y la participación de los jugadores de tenis pertenecientes a esta entidad, quienes aceptaron libremente la participación en el estudio mediante la firma de un consentimiento informado (ver anexo 1).

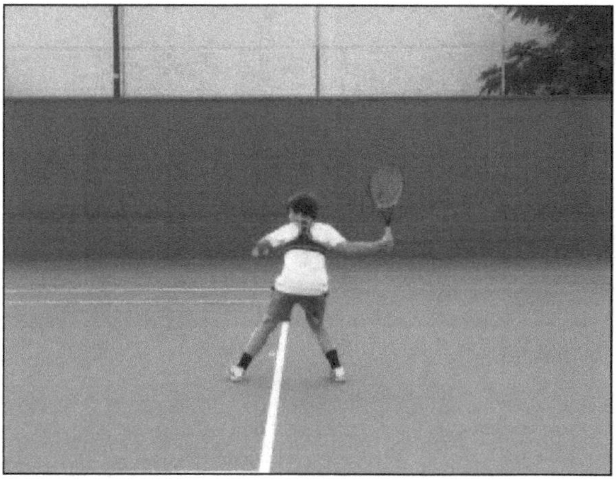

Figura 3.1. Participante disputando un partido de competición.

En las siguientes tablas (Tabla 3.1, 3.2, 3.3 y 3.4) se recoge la distribución de la muestra utilizada en cada uno de los estudios realizados que están enumerados a partir de las variables independientes empleadas en el presente trabajo de investigación, y que se resumen de la siguiente manera:

- Estudio 1: descripción y comparación de las demandas físicas (DF) según las características de los participantes, considerando la categoría, el sexo y el nivel de las y los tenistas.
- Estudio 2: comparación de las DF según las variables contextuales, considerando la superficie y la eliminatoria.
- Estudio 3: descripción y comparativa de las DF entre partidos de competición y entrenamientos.

De manera detallada, la Tabla 3.1 recoge la muestra utilizada en el apartado referente a las demandas físicas de los jugadores en función de su categoría (o edad), considerándose además las características individuales, el sexo y el nivel de juego. Estos registros fueron utilizados para llevar a cabo el estudio 1.

Tabla 3.1. Distribución de los registros utilizados para comparar las demandas físicas en función de la categoría, sexo y ranking.

		Ranking			
		1°-3° n=123		4°-6° n=48	
		Masculino n=51	Femenino n=72	Masculino n=20	Femenino n=28
Categoría	Alevín	21	27	5	6
	Infantil	19	12	13	10
	Cadete	5	23	2	3
	Junior	6	10	0	9

La Tabla 3.2 recoge las características de la muestra que fue utilizada para comparar las demandas físicas en función de la superficie sobre la cual se disputaron los partidos, destacando que únicamente se utilizaron registros pertenecientes a las categorías de alevín e infantil, ya que son las únicas categorías que disputaron partidos sobre ambas superficies. Estos registros fueron utilizados para llevar a cabo el estudio 2.

Por otro lado, en la Tabla 3.3 se describe la muestra utilizada para comparar si la eliminatoria del torneo pudo diferenciar las exigencias en las demandas físicas de los tenistas. El análisis de las eliminatorias se planteó teniendo en cuenta la superficie de juego, el sexo, nivel de juego y categoría de los participantes. Debido a que la muestra no permitía establecer comparaciones entre dichas variables independientes, se optó por utilizar únicamente los registros procedentes a los partidos disputados sobre superficie rápida de todas las categorías, de ambos sexos y únicamente de jugadores con ranking 1°-3°. Estos registros fueron utilizados para llevar a cabo el estudio 2.

Tabla 3.2. Distribución de los registros utilizados para comparar las demandas físicas de la competición según la superficie.

		Categoría			
		Alevín n=59		Infantil n=54	
Superficie	Ranking	Masculino	Femenino	Masculino	Femenino
Tierra batida	1º-3º	7	4	7	4
	4º-6º	1	0	7	4
Pista rápida	1º-3º	14	23	12	8
	4º-6º	4	6	6	6

A continuación aparece la Tabla 3.3 donde se incluye la eliminatoria del torneo disputada.

Tabla 3.3. Distribución de los registros utilizados para comparar las demandas físicas de la competición según la eliminatoria del torneo.

		Categoría			
		Alevín n=37	Infantil n=20	Cadete n=28	Junior n=16
Eliminatoria	Sexo	Ranking (1º-3º)			
4/4	Masculino	6	5	2	3
	Femenino	9	3	9	3
2/2	Masculino	5	5	2	2
	Femenino	9	3	7	4
1/1	Masculino	3	2	1	1
	Femenino	5	2	7	3

Por último, la Tabla 3.4 recoge la distribución de la muestra utilizada para comparar las demandas físicas entre el entrenamiento y la competición, referidos al estudio 3.

Tabla 3.4. Distribución de los registros utilizados para comparar las demandas físicas de la competición frente al entrenamiento.

		Categoría							
		Alevín n=61		Infantil n=44		Cadete n=44		Junior n=31	
		Ranking							
	Sexo	1º-3º	4º-6º	1º-3º	4º-6º	1º-3º	4º-6º	1º-3º	4º-6º
Entrenamiento	Masculino	7	2	2	7	2	0	2	0
	Femenino	4	1	1	2	6	3	1	3
Competición	Masculino	14	4	12	6	5	2	6	0
	Femenino	23	6	8	6	23	3	10	9

3.2. Variables

Las variables empleadas en la presente investigación serán divididas en dos apartados: por un lado, las dependientes y por otro, las independientes o de clasificación.

3.2.1. Variables dependientes

Para describir las demandas físicas de los tenistas en entrenamiento y competición que se recogen en los tres estudios, se emplearon un amplio espectro de variables, que para evitar ser repetitivos describiéndolos en cada uno de los estudios, se detallan a continuación. Para facilitar la lectura y compresión, éstas han sido agrupadas en variables asociadas a la velocidad y a las que tienen que ver con la dimensión aceleración/deceleración. Por otro lado, se registraron también el número de juegos disputados en cada partido (Juegos) y la duración de los mismos (Duración) en minutos.

Estas variables asociadas a la velocidad y aceleración/desaceleración se describen a continuación.

3.2.1.1. Variables relacionadas con la velocidad

Primeramente se registraron la velocidad máxima (V_{max}) o pico, la velocidad media (V_{med}), la distancia total recorrida (DT) y la distancia recorrida por minuto (DTmin). Además, también se establecieron cuatros zonas o rangos de velocidad a partir de las cuales se valoraron los diferentes desplazamientos realizados por los jugadores: Colocación (0,0-0,5 $m \cdot s^{-1}$), Trote (0,6-1,9 $m \cdot s^{-1}$), Baja intensidad (2,0-3,7 $m \cdot s^{-1}$) y Alta intensidad (3,8-5,0 $m \cdot s^{-1}$). Estas zonas de velocidad fueron anteriormente propuestas para jugadores absolutos, que competían en las tres primeras categorías de la Federación Española de Pádel (FEP) (Castillo-Rodríguez et al., 2014), por lo que creemos que podrían ser empleadas para la descripción de una actividad similar como es el tenis. Debido a que la duración de los partidos de tenis no está limitada temporalmente, la duración de los mismos varió. Esto obligó a relativizar los datos obtenidos en cada una de las variables y rangos anteriormente descritos, utilizándose para tal fin el porcentaje (%) de la distancia recorrida en cada rango de intensidad y la distancia recorrida en metros por minuto ($m \cdot min^{-1}$). En relación a la distancia recorrida a diferentes velocidades, se incluyó el ratio entre trabajo y descanso (W:R), que mide la relación entre la distancia recorrida a una velocidad superior a 0,5 $m \cdot s^{-1}$ y la distancia recorrida por debajo de esa velocidad, considerado periodo de descanso o recuperación.

La valoración de la velocidad también se realizó empleando un indicador de carga global, llamado Exertion index (EI), que cuantifica la carga del jugador teniendo en cuenta la siguiente fórmula, y que ya ha sido utilizado previamente (Wisbey, Montgomery, Pyne y Rattray, 2010):

Exertion index = (Sum of EI1 + Sum of EI10 + Sum of EI60)/300

donde [$EI^1 = (v^4 \times 0{,}000009) - (v^3 \times 0{,}001) + (v^2 \times 0{,}0356) - (v \times 0{,}0596) - 0{,}0172$, $EI^{10} = (V10^4 \times 0{,}00003) - (V10^3 \times 0{,}0004) + (V10^2 \times 0{,}0477) - (V10 \times 0{,}0476) + 0{,}1056$, $EI^{60} = (V60^4 \times 0{,}00003) - (V60^3 \times 0{,}0004) + (V60^2 \times 0{,}0477) - (V60 \times 0{,}0476) + 0{,}1056$, V es la velocidad en $km \cdot h^{-1}$ monitorizada a 10 *Hz*, V10 es la velocidad media en 10 segundos, V60 es la velocidad media en 60 segundos.

El Exertion index fue analizado relativizándolo a minuto (EImin) de práctica, ante la necesidad de comparar partidos que tuvieron una duración diferente. La unidad de medida de esta variable fueron unidades arbitrarias por minuto ($UA \cdot min^{-1}$).

3.2.1.2. Variables relacionadas con la aceleración

En este apartado se incluyen las variables relacionadas con la aceleración y deceleración, que también fueron monitorizadas en un variado espectro de indicadores y niveles. En primer lugar, se analizó la distancia recorrida en aceleración (DT_Acc), la distancia total recorrida en aceleración por minuto (DT_Accmin), el porcentaje de la distancia total recorrida en aceleración (%DT_Acc), y la distancia estimada (DT_Es), la cual es calculada, a través del costo energético del jugador, suponiendo que éste, convertida la aceleración en velocidad, se hubiese desplazado a un ritmo constante durante todo el partido. Además, fueron considerados los siguientes rangos de intensidad en las aceleraciones ($Acc\_>0\_m \cdot s^{-2}$, $Acc\_>1\_m \cdot s^{-2}$ y $Acc\_>2\_m \cdot s^{-2}$) y las deceleraciones ($Dcc\_<0\_m \cdot s^{-2}$, $Dcc\_<-1\_m \cdot s^{-2}$ y $Dcc\_<-2\_m \cdot s^{-2}$).

Como indicador que engloba al conjunto de las aceleraciones se utilizó el Player load (PL). El Player load es un indicador de carga que cuantifica las aceleraciones realizadas por el jugador en los tres planos de movimiento (Boyd, Ball y Aughey, 2011), gracias a un acelerómetro triaxial que opera a 100 *Hz* de frecuencia de muestreo. El Player load se calcula con la siguiente fórmula:

Player load=√(((acat=i+1-acat=1)2+(actt=i+1-actt=1)2+(acvt=i+1-acvt=1)2)/100)

donde *aca* es la aceleración en el eje anteroposterior u horizontal, *act* es la aceleración el eje transversal o lateral, *acv* es la aceleración en el eje vertical, i es el tiempo actual y t es el tiempo.

Nuevamente ante la necesidad de relativizar los datos, debido a la diferencia en la duración de los partidos, se calculó el Player load por minuto (PLmin) que representa la carga teniendo en cuenta la duración del partido y que es medido en $UA \cdot min^{-1}$.

3.2.1.3. Variables relacionadas con el movimiento inercial

Por último, de manera pormenorizada se han incorporado variables que atienden a los movimientos inerciales en los tres planos del movimiento, antero-posterior, lateral y vertical, así como a los giros y saltos.

El porcentaje de carga externa soportado por cada jugador en cada uno de los planos de movimiento, encontrando así el porcentaje de carga cuantificado en el eje antero-posterior (%_AP), porcentaje de carga cuantificado en el eje lateral (%_L) y por último, el porcentaje de carga cuantificado en el eje vertical (%_V). Gracias a estas tres variables se puede conocer la importancia que tienen los movimientos del jugador en cada uno de los diferentes planos. Además de conocer cuáles son los ejes del movimiento donde se producen los desplazamientos, el análisis del movimiento inercial permite conocer las intensidades a las que dichos esfuerzos son llevados a cabo por los jugadores. La Figura 3.2.1.3 es un ejemplo ilustrativo de una representación gráfica presentada en un informe tipo generado desde el software *Catapult Sprint v.5.1.4* (Catapult Innovations, 2010), donde aparecen el número de esfuerzos realizados en los diferentes rangos de intensidad, así como la dirección en la cual se desarrollaron. La longitud del vector es proporcional al número de esfuerzos realizados en esa dirección, es decir, a mayor longitud del vector mayor número de esfuerzos realizados en dicha intensidad. Además, el color nos indica la intensidad que tuvieron dichos esfuerzos, encontrando tres categorías, en primer lugar aceleraciones por minuto a intensidad baja (Accmin_B), representadas en color azul, que son desarrolladas entre 0,0-0,5 $m \cdot s^{-2}$. En segundo lugar aparecen las aceleraciones por minuto a intensidad media (Accmin_M), representadas por el color verde y que son llevadas a cabo entre 0,5-1,0 $m \cdot s^{-2}$. Y por último, encontramos las aceleraciones por minuto a intensidad alta (Accmin_A), son aquellas diferenciadas por el color rojo, representando esfuerzos realizados a >1 $m \cdot s^{-2}$.

Lo mismo se realizará con las deceleraciones, diferenciando tres rangos, deceleraciones por minuto a intensidad alta (Dccmin_A), deceleraciones por minuto a intensidad media (Dccmin_M) y deceleraciones por minuto a intensidad baja (Dccmin_B), y representados todos éstos en los citados colores (organizados en función de la intensidad).

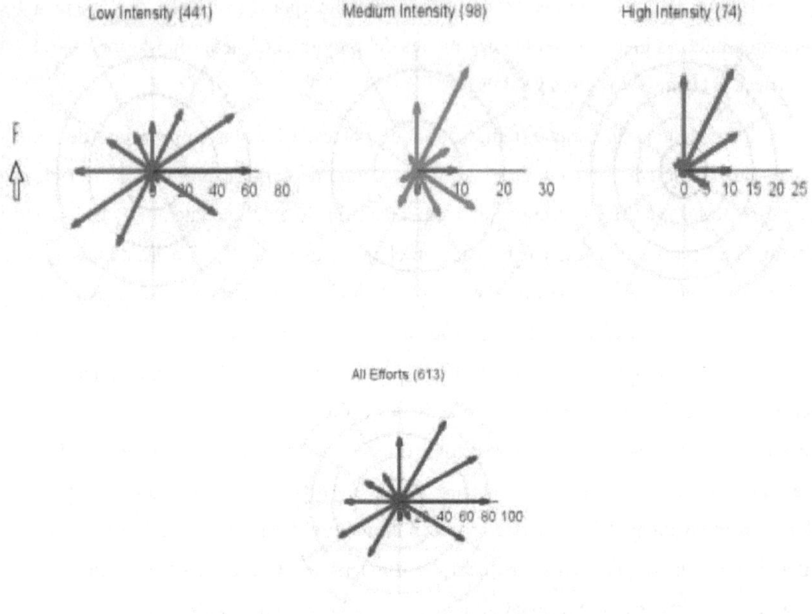

Figura 3.2.1.3. Informe IMA. Número y dirección de esfuerzos realizados a diferentes intensidades. Extraído de *Catapult Sprint v.5.1.4* (Catapult Innovations, 2010).

Los cambios de dirección son muy frecuentes en todos los deportes, en especial en el tenis, donde el jugador corre de lado a lado de la pista para devolver la bola. Estos desplazamientos serán considerados y evaluados como cambios de dirección, diferenciando entre cambios de dirección hacia la derecha (Derecha) y cambios de dirección hacia la izquierda (Izquierda). Así pues, la Figura 3.2.1.4 muestra como son calculados los movimientos inerciales de los jugadores en lo que a dirección se refiere. En primer lugar, se tiene en cuenta la dirección en la que es aplicada la fuerza para desplazarse. A partir de aquí, aparecen cuatro direcciones de movimiento, determinadas por la graduación angular del movimiento del jugador, encontrando: aceleración entre -45° y 45°, deceleración entre -135° y 135°, cambio de dirección hacia la derecha entre 135° y 45° y finalmente cambios de dirección hacia la izquierda entre -135° y -45°.

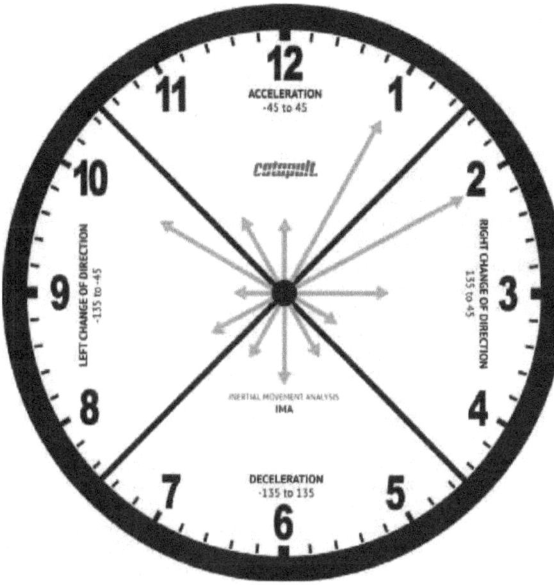

Figura 3.2.1.4. Distribución de los ángulos para representar la direccionalidad de los movimientos del jugador.

Los cambios de dirección efectuados por los tenistas en torno al eje lateral, permiten conocer los esfuerzos realizados hacia cada uno de lados de la pista de tenis. Dichos movimientos tendrán un rango de ángulos entre 135° y 45°, al producirse hacia la derecha, y 135° y -45°, al desarrollarse hacia la izquierda.

Por último, los movimientos efectuados por los jugadores sobre el eje vertical también serán objeto de análisis. Diferenciando entre saltos bajos (S_B), aquellos que no superen los 20 cm de altura, los saltos de altura media (S_M) estarán entre los 20 y 40 cm, y por último los saltos de gran altura (S_A), que superarán los 40 cm.

3.2.1.4. Resumen de las variables dependientes

Con la intención de facilitar la comprensión del documento, se presenta la Tabla 3.2.1.4 donde aparecen todas las variables dependientes anteriormente explicadas.

Tabla. 3.2.1.4. Resumen de las variables dependientes.

Dimensión	Código	Breve definición
Tiempo	Juegos	Número de juegos disputados por partido
	Duración	Tiempo de juego de los partidos y entrenamientos
Velocidad	V_{max}	Velocidad máxima alcanzada por los jugadores
	V_{med}	Velocidad media alcanzada por los jugadores
	DT	Distancia recorrida
	DTmin	Distancia recorrida por unidad de tiempo
	D_Alta intensidad	Distancia recorrida entre 3,8 y 5,0 $m \cdot s^{-1}$
	D_Baja intensidad	Distancia recorrida entre 2,0 y 3,7 $m \cdot s^{-1}$
	D_Colocación	Distancia recorrida entre 0,0 y 0,5 $m \cdot s^{-1}$
	D_Trote	Distancia recorrida entre 0,6 y 1,9 $m \cdot s^{-1}$
	T_Alta intensidad	Tiempo disputado entre 3,8 y 5,0 $m \cdot s^{-1}$
	T_Baja intensidad	Tiempo disputado entre 2,0 y 3,7 $m \cdot s^{-1}$
	T_Colocación	Tiempo disputado entre 0,0 y 0,5 $m \cdot s^{-1}$
	T_Trote	Tiempo disputado 0,6 y 1,9 $m \cdot s^{-1}$
	EI	Exertion index
	EI·min	Exertion index por minuto
	W:R	Ratio entre trabajo y descanso
Aceleración / deceleración	DT_Acc	Distancia total recorrida mediante aceleraciones
	DT_Acc·min	Distancia total recorrida mediante aceleraciones por minuto
	%DT_Acc	Porcentaje de la distancia total recorrida mediante aceleraciones
	DT_Es	Distancia estimada teniendo en cuenta las aceleraciones
	DT_Es·min	Distancia estimada teniendo en cuenta las aceleraciones por minuto
	Dcc_<-2_$m \cdot s^{-2}$	Esfuerzos realizados mediante deceleraciones entre < -2,0 $m \cdot s^{-2}$
	Dcc_<-1_$m \cdot s^{-2}$	Esfuerzos realizados mediante deceleraciones -1,0 y -2,0 $m \cdot s^{-2}$
	Dcc_<0_$m \cdot s^{-2}$	Esfuerzos realizados mediante deceleraciones entre 0,0 y -1,0 $m \cdot s^{-2}$
	Acc_>0_$m \cdot s^{-2}$	Esfuerzos realizados mediante aceleraciones entre 0,0 y 1,0 $m \cdot s^{-2}$
	Acc_>1_$m \cdot s^{-2}$	Esfuerzos realizados mediante aceleraciones entre 1,0 y 2,0 $m \cdot s^{-2}$
	Acc_>2_$m \cdot s^{-2}$	Esfuerzos realizados mediante aceleraciones a > 2,0 $m \cdot s^{-2}$
	PL	Player load
	PL·min	Player load por minuto
Movimiento inercial	%_AP	Porcentaje de carga cuantificado en el eje antero-posterior
	%_L	Porcentaje de carga cuantificado en el eje lateral
	%_V	Porcentaje de carga cuantificado en el eje vertical
	Acc·min_A	Aceleración por minuto a intensidad alta > 2 $m \cdot s^{-2}$
	Acc·min_B	Aceleración por minuto a intensidad baja 0,0 y 0,5 $m \cdot s^{-2}$
	Acc·min_M	Aceleración por minuto a intensidad media 0,5 y 1,0 $m \cdot s^{-2}$
	Dcc·min_A	Deceleración por minuto a intensidad alta < - 2 $m \cdot s^{-2}$
	Dcc·min_B	Deceleración por minuto a intensidad baja 0,0 y - 0,5 $m \cdot s^{-2}$
	Dcc·min_M	Deceleración por minuto a intensidad media - 0,5 y - 1,0 $m \cdot s^{-2}$
	S_B	Saltos realizados entre 0 y 20 cm.
	S_M	Saltos realizados entre 20 y 40 cm.
	S_A	Saltos realizados > 40 cm.

3.2.2. Variables independientes

En primer lugar, se tendrá en cuenta la edad de los participantes. La Federación Internacional de Tenis (ITF) agrupa a los tenistas en diferentes categorías: alevín de 10-11 años, infantil de 12-13 años, cadete de 14-15 años y junior de 16-17 años.

La superficie donde se disputan los partidos también será considerada como una variable de análisis, diferenciando entre partidos disputados en tierra batida y en superficie dura. Los torneos de tenis se caracterizan por la superficie donde se disputan los partidos, ya que muchos tienen un rendimiento diferente en función del tipo de superficie donde se disputan los enfrentamientos. Los partidos desarrollados sobre tierra batida se suelen caracterizar por poseer unos puntos más largos y lentos que los encuentros disputados sobre pista rápida (Fabre, Martin, Gondin, Cottin y Grelot, 2012).

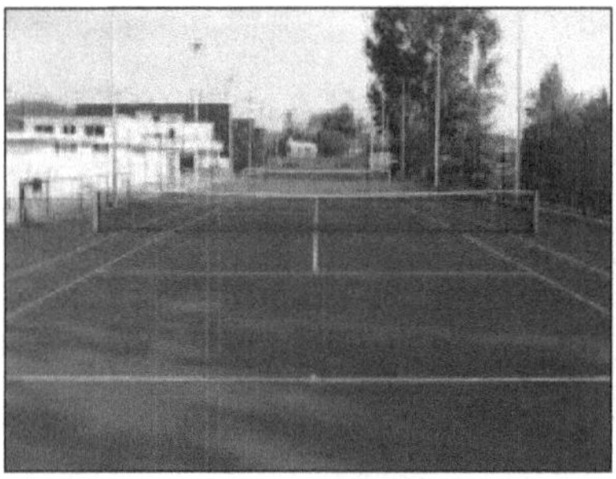

[a]

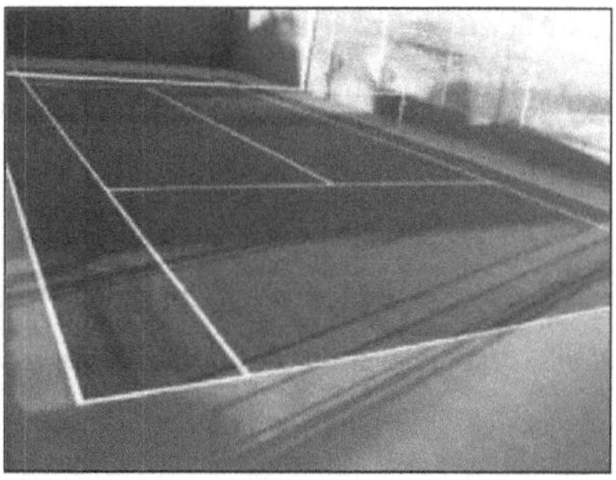

[b]

Figura 3.2.2. Fotografías de dos tipos de superficies, siendo [a] la pista tierra batida y [b] la pista superficie rápida.

El nivel competitivo de los jugadores o ranking será otra de las variables analizadas. Para formar parte del estudio, los participantes deberán encontrarse entre los seis primeros puestos del ranking de su categoría, a partir de los cuales se formarán dos grupos de nivel, por un lado los jugadores que se encuentran entre el puesto 1º y 3º, y por otro lado, los jugadores que se encuentran entre los puestos 4º y 6º del ranking de sus categorías.

Es habitual que los torneos de tenis estén formados por diferentes eliminatorias. Previendo que el grado de dificultad pueda incrementarse a medida que los jugadores se acercan a la final, se ha considerado oportuno incluirla también como una variable a analizar. Se diferenciarán los cuartos de final (4/4), semifinal (2/2) y final (1/1) de los torneos disputados tanto en tierra batida como en pista rápida.

Por último, el sexo de los participantes será también objeto de análisis, dividiendo a los participantes en dos grupos, por un lado los jugadores masculinos y por otro, jugadoras femeninas. La ITF organiza los campeonatos de tenis en función del sexo de los jugadores, por lo que parece oportuno incluirla también como clasificadora a la hora de describir las demandas.

3.3. Material: dispositivos GPS y su fiabilidad

Los dispositivos GPS reciben la información codificada, a través de la señal emitida de al menos tres satélites, para registrar la información referente al tiempo, a la posición y a la velocidad (Larsson, 2003). Gracias a ello se puede monitorizar la carga externa de los deportistas en partidos y entrenamientos en distintos momentos del día, ya que se registran datos similares, con lo que no afecta la distinta configuración de los satélites (MacLeod, Morris, Nevill y Sunderland 2009; Petersen et al., 2010).

La fiabilidad y validez de estos dispositivos está siendo objeto de análisis en los últimos años (Akenhead, French, Thompson y Hayes, 2014; Barbero-Álvarez et al., 2009; Castellano, Casamichana, Calleja-González, San Román-Quintana y Ostojic, 2011; Duffield et al., 2010; Jennings et al., 2010; Johnston, Watsford, Kelly, Pine y Spurrs, 2013; Rampinini et al., 2015; Varley, Fairweather y Aughey, 2012). Algunos estudios compararon la precisión y fiabilidad de los dispositivos GPS con diferentes frecuencias de muestreo (1 *Hz*-5 *Hz*; 5 *Hz*-10 *Hz*; 10 *Hz*-15 *Hz*), coincidiendo todos ellos en que un aumento de dicha frecuencia permite mejorar la precisión y fiabilidad de los dispositivos (Duffield et al., 2010; Jennings et al., 2010; Johnston et al., 2014; MacLeod et al., 2009; Petersen, Pyne, Portus y Dawson, 2009; Rampinini et al., 2015). Otros trabajos midieron la fiabilidad de los dispositivos mediante diferentes pruebas o test, encontrando que cuando los jugadores recorrieron una mayor distancia, los dispositivos GPS de 10 *Hz* vieron aumentada su precisión y fiabilidad (Castellano et al.,

2011; Jennings et al., 2010). Sin embargo, cuando la velocidad de los jugadores incrementa, dichos dispositivos pueden ver disminuida su precisión, por lo que los resultados obtenidos deberán tomarse con precaución (Rampinini et al., 2015), tal y como reflejan Castellano et al. (2011), quienes consideran que a velocidades altas (21 km·h^{-1}) los dispositivos GPS pierden precisión. Akenhead et al. (2014) afirmaron que las aceleraciones >4 m·seg^{-2} y deceleraciones <-4 m·seg^{-2} presentan un mayor grado de error, el cual deberá tenerse en consideración. En definitiva, los dispositivos GPS de 10 *Hz* permiten cuantificar la distancia, aceleración (0 – >2 m·seg^{-2}) y deceleración (<-2 – 0 m·seg^{-2}) y la velocidad (<21 km·h^{-1}) con precisión y fiabilidad (Varley et al., 2012).

La mayoría de los análisis estadísticos utilizados por los investigadores para medir la precisión, fiabilidad y grado de acuerdo de los dispositivos GPS a la hora de medir indicadores de carga externa como el Player load (PL), el Exertion index (EI) o la Distancia equivalente (EDI) detallados con anterioridad en el apartado de variables dependientes, presentan algunas deficiencias que deberían ser tomadas en cuenta (de Vet et al., 2006; Johnston, Watsford, Pine, Spurrs y Sporri, 2014). La mayor parte de los estudios sólo miden la fiabilidad de los dispositivos, es decir, la capacidad que presentan éstos para medir lo mismo en diferentes participantes u objetos (de Vet, Terwee, Knol y Bouter, 2006). La fiabilidad se basa en las correlaciones, como por ejemplo, el coeficiente de correlación intraclase o intradispositivo (ICC), el cual no permite a los investigadores obtener información que pueda ser interpretada en la práctica. Sin embargo, el grado de error o de acuerdo es más práctico y fácil de interpretar para los investigadores (de Vet et al., 2006), ya que permite conocer la cantidad de error inherente producido por el dispositivo en la toma de datos en las mismas unidades, como por ejemplo, la distancia en metros, el tiempo en segundos, la velocidad en km·h^{-1} o m·seg^{-1} o la aceleración en m·seg^{-2}. El error de medición da al investigador lo que evalúa, la información necesaria en cuanto a lo que constituye un cambio significativo en un resultado. Solamente las diferencias superiores al error de medición deben ser consideradas como diferencias reales para ser tenidas en cuenta (entre los participantes, dispositivos, etc.). El método propuesto por Bland-Altman se ha utilizado recientemente para evaluar el error de medición de la aceleraciones (Akenhead et al., 2014). Dicho método se basa en las diferencias individuales entre cada par de observaciones, de las cuales, se calculan tanto los errores de medición, error sistemático (sesgo) y error aleatorio (límites de acuerdo). Una de sus principales ventajas es que el método gráfico proporciona una gran cantidad de información al investigador para evaluar el grado de acuerdo existente entre las diferentes mediciones.

Para conocer la fiabilidad de los dispositivos utilizados se evaluó el grado de acuerdo entre mediciones repetidas realizadas sobre el mismo participante (Bartlett y Frost, 2008), utilizando dos dispositivos GPS de forma simultánea. El grado de acuerdo propuesto por Bland-Altman (1986) fue utilizado calculando los límites de acuerdo, el error sistemático (sesgo) y los intervalos de confianza al 95 %. El procedimiento utilizado para la medición de la fiabilidad consistió en la organización de dos partidos simulados y un ejercicio específico donde los jugadores realizaban desplazamientos específicos en la pista de tenis. En lo que respecta a los partidos simulados, ambos se disputaron al mejor de un set (6/2; 6/2), disputando cada jugador ocho juegos. Es decir, en total se disputaron 32 juegos entre los dos partidos, ambos disputados en la modalidad de individuales, sobre superficie rápida en las instalaciones de la Federación Aragonesa de Tenis, en horario de tarde, entre las 18:00 y 19:30 horas. Cada jugador portaba un par de dispositivos GPS *(MinimaxX v4.0,* Catapult Innovations, Melbourne, Australia) con una frecuencia de muestreo de 10 *Hz* en su chaleco, mientras disputaban los juegos de forma simultánea. Dichos dispositivos contienen acelerómetros (Kionix: KXP9) con una frecuencia de muestreo de 100 *Hz.* Los cuatro jugadores elegidos para disputar estos dos partidos simulados pertenecían a la categoría infantil, con una edad media de 12,5 años.

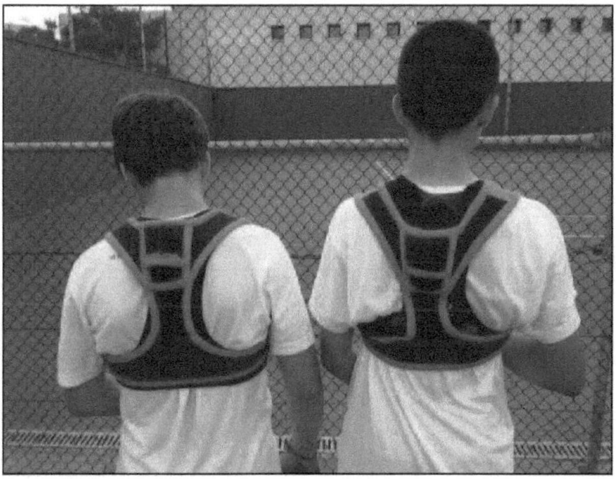

Figura 3.3.1. Participantes portando dos dispositivos GPS, cada uno en sus chalecos.

Estos jugadores formaban parte de la Escuela Territorial de la Federación Aragonesa de Tenis y llevaban compitiendo al máximo nivel entre 3 y 4 años, encontrándose actualmente en los puestos 2° (n=1), 3° (n=1), 4° (n=1) y 5° (n=1) de la categoría infantil en la Comunidad Autónoma de Aragón. Dichos jugadores se colocaron los chalecos sin el dispositivo GPS en la propia pista, antes de comenzar los partidos simulados. Una vez finalizado el calentamiento, que supuso un peloteo entre los jugadores, donde se ejecutaron los principales golpeos del tenis durante 20 minutos, se les colocó a cada jugador un par de dispositivos GPS en el chaleco que éstos portaban en sus espaldas y que previamente habían elegido en las sesiones de familiarización. Al comienzo de estos partidos simulados se registró la hora de comienzo y de final, así como la de los diferentes juegos disputados.

El análisis de la fiabilidad de los dispositivos GPS fue evaluado también mediante la realización de un ejercicio de entrenamiento, que consistió en realizar cuatro series de seis desplazamientos (tres hacia la derecha y tres hacia la izquierda) cada una de ellas, a diferentes intensidades durante una distancia de 8,23 metros, es decir, la distancia existente entre las dos líneas del campo de individuales en la pista de tenis. Se trata, por tanto, de un ejercicio muy similar a los movimientos realizados por los tenistas, los cuales están muy acostumbrados a realizar. Todos los jugadores se desplazaron al mismo tiempo, tras escuchar la señal e indicaciones del entrenador. En cada serie los jugadores debían completar los seis desplazamientos a la misma intensidad, pero ésta era incrementada en las series posteriores.

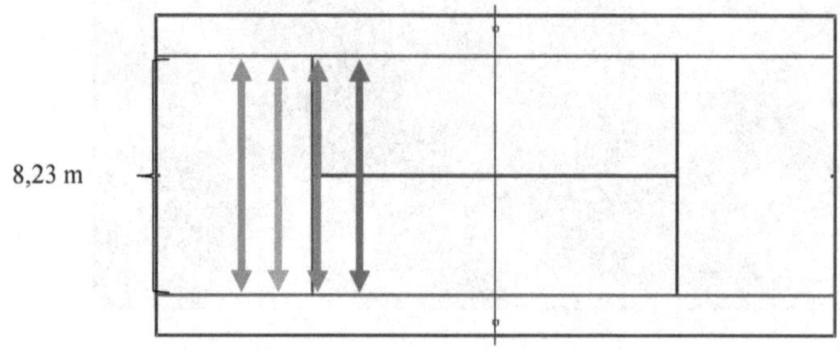

Figura 3.3.2. Esquema de ejercicio que se utilizó para valorar la fiabilidad de los dispositivos.

Este ejercicio fue realizado por cinco jugadores de la categoría infantil, con una edad media de 13 años. Los jugadores formaban parte de la Escuela Territorial de la Federación Aragonesa de Tenis y llevaban compitiendo al máximo nivel entre 3 y 4 años, encontrándose actualmente en los puestos 2º (n=2), 3º (n=2), 4º (n=1) de la categoría infantil en la Comunidad Autónoma de Aragón. Después de colocarse los chalecos sin ningún dispositivo GPS en la pista para realizar el calentamiento, el cual consistió en realizar un peloteo entre dos jugadores durante 20 minutos, ejecutando los principales golpeos de tenis, se le colocaron dos dispositivos GPS a cada jugador. Al comienzo del ejercicio específico se registró la hora de comienzo y de final, así como el número de dispositivo GPS que llevaba cada jugador, para poder comparar los datos registrados por ambos dispositivos. Una vez finalizado el ejercicio específico se procedió a descargar los datos obtenidos a un ordenador portátil a través del software *Catapult Sprint v.5.1.4* (Catapult Innovations, 2010) y posteriormente se ejecutaron los análisis estadísticos pertinentes, para comprobar la fiabilidad y validez de los mismos. Para realizar este análisis, los archivos procedentes de los partidos simulados se secuenciaron en función de la duración de los juegos disputados, obteniendo ocho pares de registros por cada uno de los cuatro jugadores (n=32). Mientras que para la obtención de los registros provenientes del ejercicio específico de desplazamiento, se secuenciaron los registros en periodos de 30 segundos, obteniendo un total de 17 pares de registros por cada uno de los cinco jugadores (n=85).

La Tabla 3.3.1 muestra los resultados encontrados sobre el error sistemático de los dispositivos GPS evaluados, mostrando medidas diferentes en las variables analizadas como la velocidad media (-1,03 $m \cdot min^{-1}$), la velocidad máxima (-10,31 $m \cdot min^{-1}$), el Player load por minuto (0,35 $UA \cdot min^{-1}$), el ratio de la distancia equivalente (0,63 ratio) y el Exertion index por minuto (-0,01 $UA \cdot min^{-1}$). Los resultados revelaron diferencias significativas en todas las variables analizadas excepto en la velocidad media.

Tabla 3.3.1. Error sistemático inter– dispositivo GPS en la medición de indicadores globales en partidos simulados.

Variable	χ **GPS1**	χ **GPS2**	**Bias**	**Bias CI 95 %**	**p T–S (paired)**
V_{med} ($m \cdot min^{-1}$)	47,32	48,34	-1,03	-2,02/-0,03	ns
V_{max}($m \cdot min^{-1}$)	167,81	178,13	-10,31	-19,39/-1,24	0,03
EDI (ratio)	4,91	4,28	0,63	0,36/0,91	0,00
PLmin ($UA \cdot min^{-1}$)	6,99	6,64	0,35	0,04/0,66	0,04
EImin ($UA \cdot min^{-1}$)	0,17	0,17	-0,01	-0,01/-0,01	0,02

Nota: χ (media), Vmax es velocidad máxima; Vmed es velocidad media; PL ·min es player load por minuto; EDI es ratio distancia equivalente; EI ·min es Exertion Index por minuto; Bias es error típico; CI 95 % es intervalo de confianza del 95 %; R es regresión, p es nivel de significación de la regresión.

Por otro lado, en la Tabla 3.3.2 se recogen los resultados obtenidos en función del error aleatorio y de los límites de acuerdo. El Player load por minuto sería diferente en el 95 % de los casos entre 2,12 y -1,42 $m \cdot min^{-1}$, por lo que ningún valor superior a los límites de acuerdo sería relevante. Así mismo, el resto de variables analizadas serían diferentes en el otro 95 % de casos producidos entre el límite de acuerdo superior y el límite de acuerdo inferior. Sin embargo, el análisis de regresión reveló que el principal valor y desviación estándar de todas las variables, excepto el del Player load por minuto, fue constante en los rangos de medida.

Tabla 3.3.2. Error aleatorio inter–dispositivo GPS en la medición de los indicadores globales en partidos simulados.

Variable	LOA SUP	CI 95 % LOA SUP	LOA INF	CI 95 % LOA INF	R	R p
V_{med} (m·min^{-1})	4,68	2,96/6,41	-6,73	-8,46/-5,01	0,01	ns
V_{max}(m·min^{-1})	41,01	25,5/56,53	-61,64	-77,15/-46,12	-0,05	ns
EDI (ratio)	2,14	1,69/2,6	-0,88	-1,33/-0,42	0,08	ns
PLmin (UA· min^{-1})	2,12	1,59/2,66	-1,42	-1,96/-0,89	0,51	0,03
EImin (UA· min^{-1})	0,03	0,02/0,05	-0,05	-0,07/-0,04	-0,03	ns

Nota: χ (media), Vmax es velocidad máxima; Vmed es velocidad media; PL ·min es player load por minuto; EDI es ratio distancia equivalente; EI ·min es Exertion Index por minuto; Bias es error típico; CI 95 % es intervalo de confianza del 95 %; R es regresión, p es nivel de significación de la regresión.

3.4. Procedimiento

Los procedimientos que se llevaron a cabo para la monitorización de las demandas físicas de los jugadores abarcaron dos contextos habituales en el ámbito del deporte en la etapa formativa: el entrenamiento y la competición.

Antes de comenzar con la monitorización de los deportistas que participaron en el presente estudio, se llevó a cabo una primera fase de familiarización con los materiales. Se les colocaron los dispositivos GPS en varias sesiones de entrenamiento y en partidos simulados, con el objetivo de que los deportistas conocieran el nuevo material. Durante las sesiones de familiarización, los jugadores probaron diferentes chalecos y se colocaron varias prendas de ropa mientras jugaban, hasta encontrar la forma con la cual se encontraban más cómodos. Una vez que los jugadores ya sabían la talla del chaleco correspondiente y qué prendas de ropa le permitían desenvolverse con mayor comodidad, se les asignó un número de dispositivo. En ningún caso datos registrados en dichas sesiones de familiarización o partidos simulados fueron utilizados en el presente estudio.

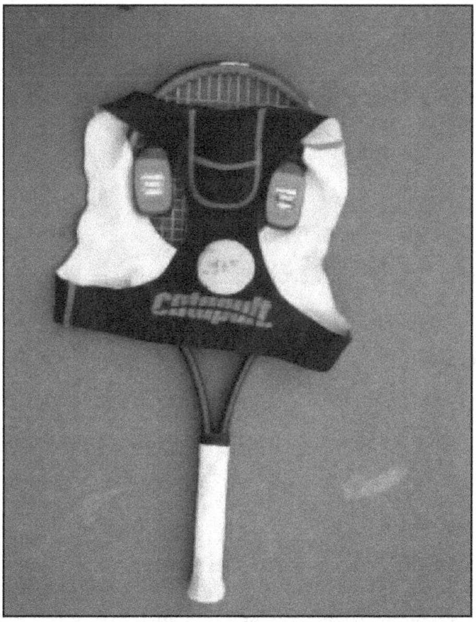

Figura 3.3.2. Dispositivos GPS y chaleco utilizados por los participantes.

Para la monitorización de todos los registros obtenidos (n=214) fueron necesarios 12 dispositivos GPS (*MinimaxXv.4.0*, Catapult Innovations) con una frecuencia de muestreo de 10 *Hz*, los cuales incorporan un acelerómetro de 100 *Hz*. Para el análisis de los datos procedentes de los dispositivos se utilizó el Software *Catapult Sprint 5.14*, programa informático necesario para descargar los datos obtenidos mediante los dispositivos GPS. Una vez descargados, este software permite analizarlos mediante diferentes gráficos e incluso existe la posibilidad de ver la reproducción de los movimientos de los jugadores. Además, permite exportar un informe detallado con los datos que consideremos importantes para hacérselo llegar al deportista o al entrenador.

Asimismo, fue necesario utilizar una planilla de horarios y cuadros de juego, documento en el cual quedaban reflejados todos los entrenamientos, partidos y los horarios de los mismos para organizar las mediciones de la duración de éstos. Para constatar la duración de los partidos y entrenamientos se utilizó un cronómetro CASIO HS-3 Basic Trainer v.1.2.0. Por último, se utilizó el Microsoft Office 2010, en concreto el Microsoft Word, como procesador de textos y Microsoft Excel para la elaboración de tablas y transcripción de los datos recogidos en la toma de registros.

3.4.1. Las sesiones de entrenamiento

Para llevar a cabo la monitorización de las sesiones de entrenamiento, las y los jugadoras/es se colocaron los chalecos sin el dispositivo GPS en la propia pista, antes de comenzar el entrenamiento. Durante el calentamiento, que tuvo una duración de 25 minutos, se encendieron los dispositivos, para que el mayor número de satélites pudieran conectarse a los dispositivos, siguiendo las indicaciones del fabricante. Una vez finalizado el calentamiento y el pertinente peloteo entre jugadores, se les colocaba el dispositivo GPS en el chaleco que los jugadores portaban en sus espaldas y que previamente habían elegido en las sesiones de familiarización. Se registró la hora de comienzo de la sesión de entrenamiento y se cronometró la duración de la misma.

Los registros se llevaron a cabo en entrenamientos desarrollados en la Federación Aragonesa de Tenis, que cuenta con pistas de superficie rápida. Estas sesiones se caracterizaron por tener una duración aproximada de dos horas, incluyendo los descansos, los cuales se asemejan en duración y forma a los de los partidos de competición. La intensidad de los entrenamientos fue alta, ya que todos los jugadores se encontraban en el último tramo de su pico de forma, en cuanto a periodización del entrenamiento se refiere, incidiendo mucho en aspectos técnicos de mejora, para afrontar así, de la mejor forma posible la participación en el torneo que se disputaba en los días siguientes. Las sesiones se disputaron entre las 16:00 y las 21:30 horas de lunes a viernes durante el mes de diciembre de los años 2012, 2013 y 2014. Todas las sesiones se disputaron en unas condiciones similares en cuanto a temperatura, humedad y viento se refiere. Los tenistas participaron en tres o cuatro sesiones semanales de entrenamiento, existiendo siempre como mínimo 24 horas de descanso entre éstas. Los entrenamientos fueron organizados dividiendo a los jugadores por sexo y formando tres grupos de entrenamiento diferenciados: un primer grupo compuesto por los jugadores alevines, un segundo grupo formado por los infantiles y finalmente, los cadetes y juniors formaron el tercer grupo. La toma de datos de dichos entrenamientos permitió obtener un total de 43 registros individuales.

Después del registro, los datos fueron descargados a un ordenador portátil a través del software Catapult *Sprint v.5.1.4* (Catapult Innovations, 2010) y exportados en formato .csv al Excel, donde se configuró la matriz de datos con los que se realizó los análisis estadísticos pertinentes, para describir las demandas físicas de los jugadores, al tiempo que establecer comparaciones entre los diferentes niveles de las variables consideradas a estudio.

3.4.2. La competición

Las y los tenistas que participaron en la monitorización de los partidos de competición fueron los mismos que participaron en las sesiones de entrenamiento, por lo que estaban habituados a los dispositivos GPS y los chalecos necesarios para poder ubicarlos en el sitio específico. Para la monitorización de los partidos oficiales de competición se citó a los participantes media hora antes del comienzo del partido, momento en el cual se les colocaba el chaleco que ellos habían elegido previamente, y a continuación realizaban un calentamiento estandarizado y similar para todos ellos. Los dispositivos GPS eran conectados 20 minutos antes de la hora del partido, siguiendo las indicaciones del fabricante para que los satélites se conectaran con cada dispositivo. Una vez que los participantes terminaban el calentamiento, se les colocó un dispositivo GPS en el chaleco que llevaban puesto, con la seguridad de que el jugador se encontrase cómodo y no presentase ningún problema de movilidad. Al inicio de cada partido se registraba la hora de comienzo en la planilla elaborada y se cronometró la duración del partido, anotándose también la hora de finalización del mismo. Este procedimiento se desarrolló de manera similar con todos los jugadores y partidos registrados, sin observarse ninguna incidencia que pudiera alterar la dinámica habitual del partido.

Los registros obtenidos durante la realización del presente trabajo se obtuvieron en los partidos de competición del Máster de la Federación Aragonesa de Tenis (n=137) y del Torneo Nacional Nike (n=34) celebrados ambos en la ciudad de Zaragoza. El

Máster de la Federación Aragonesa de Tenis fue disputado por los ocho mejores jugadores de cada categoría (alevín, infantil, cadete y junior) de la Comunidad Autónoma de Aragón y se desarrolló en las instalaciones de la Federación Aragonesa de Tenis (F.A.T.), dotadas de pistas de superficie rápida en horario de tarde (16:00 a 21:00 horas) durante el mes de diciembre de los años 2012, 2013 y 2014. Los jugadores disponían al menos de 24 horas de recuperación entre las diferentes eliminatorias (cuartos, semifinal y final) y las condiciones climatológicas en las que se disputaron los partidos fueron similares en lo que se refiere a temperatura, humedad y viento. Mientras que el Torneo Nacional Nike fue disputado en las instalaciones del Stadium Casablanca, también en la ciudad de Zaragoza durante el mes de marzo en el año 2013. En dicho torneo participaron jugadores clasificados entre el número 1° y 6° de las categorías infantil y cadete de todas las Comunidades Autónomas de la geografía española, desarrollándose en partidos de la modalidad de individuales sobre superficie de tierra batida. En dicho torneo los jugadores disponían también de al menos 24 horas de recuperación entre los partidos de las diferentes eliminatorias, desde los cuartos de final hasta la final.

Después del registro, se siguió el mismo procedimiento para descargar los datos en la aplicación *Sprint v.5.1.4* (Catapult Innovations, 2010) que el llevado en las sesiones de entrenamiento.

3.5. Análisis de datos

Previo a los análisis se realizaron pruebas de normalidad (*Kolmogorov-Smirnov* o *Shapiro-Wilk* dependiendo del número de registros) y homocedasticidad (test de *Levene*), dentro de los supuestos de linealidad. Posteriormente, se realizó un análisis descriptivo de las variables dependientes incluyendo la media, desviación estándar así como el coeficiente de variación, como porcentaje, permitiendo caracterizar el grado de variabilidad de las variables.

Posteriormente se implementó pruebas paramétricas como el cálculo de la *T de Student* (para las variables con dos niveles: entrenamiento-partido, sexo, superficie de la pista y nivel competitivo de los jugadores) y la ANOVA de dos colas con ajuste *post hoc* de Bonferroni (para variables con más tres niveles o más: la categoría de los jugadores y la eliminatoria del torneo), para conocer la existencia de diferencias entre las medias fueron significativas. Cuando así lo requirió se emplearon sus equivalentes no paramétricos (prueba *U de Mann-Whitney* o de *Kruskal–Wallis*, respectivamente).

Finalmente, el tamaño del efecto fue utilizado para calcular la magnitud de las diferencias entre las variables, solo cuando estas fueron estadísticamente significativas. El criterio que permitió interpretar el tamaño del efecto fue el siguiente (Cohen, 1988): <0,2 es trivial, 0,2-0,6 es pequeño, 0,6-1,2 es moderado y >1,2 es largo. Los análisis estadísticos se llevaron a cabo utilizando el paquete estadístico SPSS para Windows v.17.0 (SPSS Inc., Chicago, USA), en el que el nivel de significación admitido fue de $p<0,05$.

CAPÍTULO 4

Resultados

En el siguiente apartado se presentan los resultados obtenidos tras analizar los registros monitorizados de los jugadores de tenis en partidos de competición y sesiones de entrenamiento. El presente apartado se va a dividir en tantos subcapítulos como variables independientes han sido consideradas en el presente trabajo de investigación y que componen los diferentes estudios del mismo. Por este motivo se ha detallado al inicio de cada apartado los participantes que fueron incluidos en el análisis implementado a partir de los cuales se obtuvieron los siguientes resultados.

4.1. Estudio 1: resultados de las variables referentes a las características de los participantes en competición

4.1.1. Demandas físicas en competición

La elaboración del presente apartado pretende realizar un primer acercamiento al estudio de las demandas físicas en el tenis, teniendo en cuenta todos los registros (ver

Tabla 3.1) procedentes de partidos oficiales de competición (n=171), sin distinguir ninguna variable de clasificación.

4.1.1.1. Demandas físicas de la dimensión velocidad

La distancia recorrida por los jugadores durante un partido fue de 3.473,4 ±1.494,2 m. La elevada desviación típica encontrada en este dato pudo ser debido a la duración variable de los partidos de tenis, la cual asciende hasta los 85,37 ±104,37 min de juego por partido, donde nuevamente aparece una gran desviación típica. Por este motivo se optó por relativizar las variables a minuto de juego (min).

Por otro lado, los jugadores no alcanzaron altas velocidades, siendo la velocidad media de 2,95 ±0,47 $m \cdot s^{-1}$ y la velocidad máxima o pico alcanzada en competición de 4,20 ±0,61 $m \cdot s^{-1}$. En la Tabla 4.1.1.1 se recogen los valores de las variables relacionadas con la dimensión velocidad.

Tabla. 4.1.1.1. Valores de las variables e indicadores globales de la dimensión velocidad.

Variables	N	Media	Ds	CV (%)
Duración (min)	171	85,37	104,37	122,25
Juegos	171	18,33	5,68	31,00
DT (m)	171	3.473,48	1.494,23	43,02
DTmin ($m \cdot min^{-1}$)	171	45,56	9,32	20,45
V_{max} ($m \cdot s^{-1}$)	171	4,20	0,61	14,53
V_{med} ($m \cdot s^{-1}$)	171	2,95	0,47	15,94
W:R ($UA \cdot min^{-1}$)	171	5,36	3,15	58,77
EI ($UA \cdot min^{-1}$)	171	0,16	0,04	23,22

Nota: Duración es duración total en minutos; Juegos es número de juegos por partido; DT es distancia total recorrida; DTmines distancia recorrida por minuto; V_{max} es la velocidad máxima; V_{med} es la velocidad media; W:R es ratio trabajo:descanso; EI es Exertion index; EImin es Exertion index por minuto.

En la Figura 4.1.1.1 se muestran las características de los desplazamientos de los jugadores en cuanto a velocidad se refiere. Se puede observar como la mayor parte de la distancia y del tiempo del partido fue recorrida por lo jugadores en los rangos de velocidad más bajos, Colocación (0,0-0,5 $m \cdot s^{-1}$) y Trote (0,6-1,9 $m \cdot s^{-1}$), mientras que tan sólo alrededor de un 5 % fue recorrido por los tenistas en la zona de Baja intensidad (2,0-3,7 $m \cdot s^{-1}$) y Alta intensidad (3,8-5,0 $m \cdot s^{-1}$).

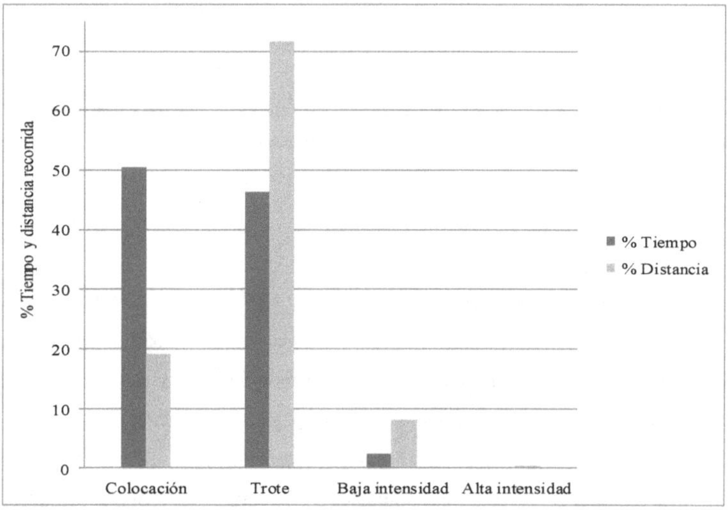

Figura 4.1.1.1. Tiempo y distancia recorrida a diferentes velocidades.

4.1.1.2. Demandas físicas de la dimensión aceleración

Por otro lado, prácticamente un ≈90 % de la distancia recorrida por los jugadores se realizó mediante aceleraciones. En cuanto a la distancia estimada, 4.439,2 ±2.117,4 m, calculada según las aceleraciones que efectúan los deportistas, se puede observar como superó a la distancia real en un 27 %.

Tabla. 4.1.1.2. Valores de las variables e indicadores globales de la dimensión aceleración.

Variables	N	Media	Ds	CV (%)
DT_Acc (m)	171	3.055,35	1.387,02	45,40
DT_Accmin ($m \cdot min^{-1}$)	171	39,22	9,23	23,54
%DT_Acc (%)	171	87,98	14,99	17,04
DT_Es (m)	171	4.439,25	2.117,40	47,70
DT_Esmin ($m \cdot min^{-1}$)	171	57,97	22,82	39,37
PLmin ($UA \cdot min^{-1}$)	171	7,25	3,39	46,70

Nota: DT_Acc es distancia recorrida en aceleración; DT_Accmin es distancia total recorrida en aceleración por minuto; %DT_Acc es el porcentaje de la distancia total recorrida en aceleración; DT_Es: la distancia estimada; DT_Esmin: la distancia estimada por minuto; PLmin es el player load por minuto.

Continuando con los resultados, la Figura 4.1.1.2 muestra el porcentaje de tiempo y de distancia recorrida que los jugadores recorren en un partido, presentado a partir de los esfuerzos realizados en diferentes rangos de aceleraciones y deceleraciones. Nuevamente, se puede observar como existió una gran predominancia del tiempo y la distancia recorrida en los rangos más bajos de intensidad, tanto en las aceleraciones (Acc >0 $m \cdot s^{-2}$) como en las deceleraciones (Dcc <0 $m \cdot s^{-2}$). Si se agrupan las aceleraciones y desaceleraciones, puede observarse como tanto el tiempo como la distancia recorrida durante aceleraciones son superiores frente a las deceleraciones, así pues el tiempo y por tanto la distancia durante la aceleración de los jugadores es mucho mayor que en los momentos en los que éste decelera.

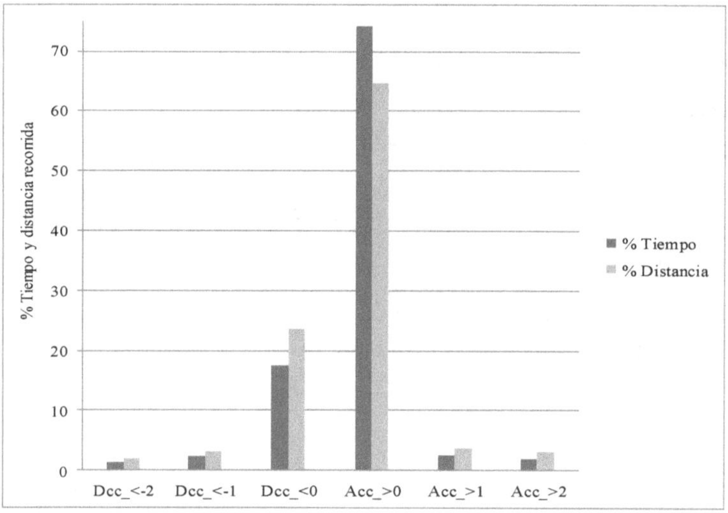

Figura 4.1.1.2. Porcentajes de tiempo y distancia recorrida en diferentes rangos de aceleración.

4.1.1.3. Análisis de los movimientos inerciales

De manera particular para este apartado se ha realizado el análisis de movimiento inercial (IMA) del jugador con los tenistas de las categorías alevín e infantil y en partidos de competición disputados sobre superficie rápida (ver Tabla 3.2). Las variables que engloba el perfil IMA atienden únicamente a las relacionadas con la aceleración/deceleración en los tres ejes de movimiento, así como cambios de dirección o giros.

Como puede apreciarse en la Tabla 4.1.1.3 los movimientos de aceleración de los jugadores no se repartieron por igual en los tres planos de movimiento, siendo mayor en el eje vertical, es decir, el referido a las actividades realizadas por los tenistas que incluyen golpeos, sean estos de drive o de revés, saques o el propio movimiento vertical de la carrera. En segundo lugar, predominaron los movimientos laterales, desplazamientos que los tenistas realizan paralelamente a la red o línea de fondo de la pista. Por último, los desplazamientos menos frecuentes fueron los movimientos perpendiculares a la red, donde los jugadores se desplazaron hacia delante o hacia atrás para golpear la bola.

Tabla. 4.1.1.3. Distribución de las aceleraciones en los tres planos del movimiento.

Variables	N	Media (%)	ds	CV (%)
%_AP (%)	171	29,00	1,90	6,55
%_L (%)	171	31,55	1,12	3,55
%_V (%)	171	39,43	2,10	5,33

Nota: %_AP es porcentaje de aceleración acumulado en el eje antero-posterior; %_L es porcentaje de aceleración acumulado en el eje lateral; %_V es porcentaje de aceleración acumulado en el eje vertical.

En la Tabla 4.1.1.4 se recogen las aceleraciones y deceleraciones realizadas por los tenistas en diferentes rangos de intensidad. En lo que a aceleraciones se refiere, se observa como las aceleraciones realizadas a >1,0 $m \cdot s^{-2}$ tuvieron un mayor protagonismo que el resto de aceleraciones efectuadas a otras intensidades. Sin embargo, este hecho no se replicó en las deceleraciones realizadas por los jugadores, ya que fueron las deceleraciones efectuadas entre 0,0 y -0,5 $m \cdot s^{-2}$, las más frecuentes en los partidos. Contabilizando el total de aceleraciones y deceleraciones, se pude observar como los desplazamientos desarrollados mediante aceleraciones superaron a las deceleraciones en todos los rangos analizados.

Tabla. 4.1.1.4. Número de aceleraciones y deceleraciones por minuto en relación al rango de intensidad.

Variables	Variables	Media	ds	CV (%)
	Accmin _B (esf·min^{-1})	1,21	0,57	47,11
Aceleraciones	Accmin _M (esf·min^{-1})	1,05	0,74	70,48
	Accmin _A (esf·min^{-1})	2,40	1,81	75,42

Variables	Variables	Media	ds	CV (%)
	Dccmin _B (esf·min^{-1})	0,93	0,55	59,14
Deceleraciones	Dccmin _M (esf·min^{-1})	0,67	0,70	104,48
	Dccmin _A (esf·min^{-1})	0,48	0,61	127,08

Nota: Accmin_B son aceleraciones de baja intensidad, realizadas entre 0,0 – 0,5 m·s^{-2}; Accmin_M son aceleraciones de intensidad media, realizadas entre 0,5 – 1,0 m·s^{-2} ; Accmin_A son las aceleraciones de alta intensidades, realizadas a >1,0 m·s^{-2}; Dccmin_B son deceleraciones de baja intensidad, realizadas entre 0,0 – -0,5 m·s^{-2}; Dccmin_M son deceleraciones de intensidad media, realizadas entre 0,5 – -1,0 m·s^{-2} ; Dccmin_A son deceleraciones de alta intensidad, realizadas a < - 1,0 m·s^{-2}.

Los cambios de dirección efectuados por los tenistas en torno al eje lateral permiten conocer los esfuerzos realizados hacia cada uno de lados de la pista de tenis. Dichos movimientos tendrán un rango de ángulos entre 135° y 45° al producirse hacia la derecha y 135° y -45° al desarrollarse hacia la izquierda. La Figura 4.1.1.3 muestra el número de cambios de dirección por minuto efectuados por lo tenistas. En primer lugar, comparando las dos direcciones del movimiento, se observa cómo fueron más frecuentes los esfuerzos realizados hacia la derecha entre 0,0 y 0,5 m·s^{-2} y a >1,0 m·s^{-2}. Sin embrago, los cambios de dirección por minuto, realizados entre 0,5 y 1,0 m·s^{-2} fueron superiores hacia la izquierda. Analizando la intensidad a la cual se produjeron los esfuerzos, se puede observar como independientemente de la dirección del movimiento, los resultados coincidieron en ambas direcciones.

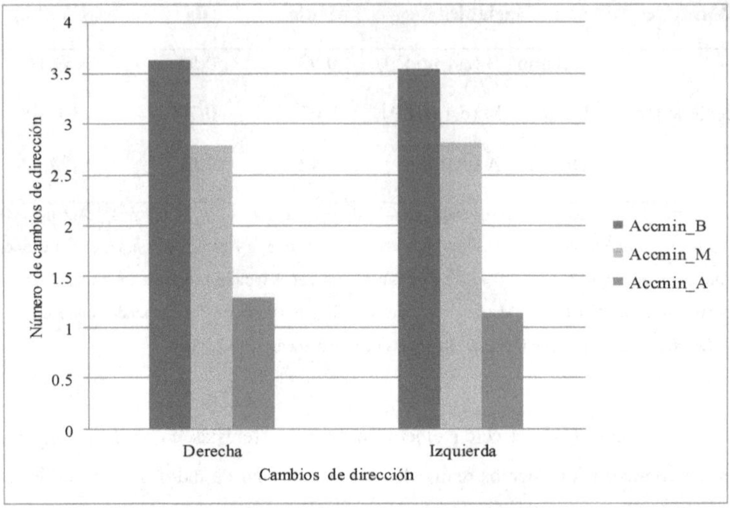

Figura 4.1.1.3. Número de cambios de dirección por minuto a diferentes intensidades. Nota: Accmin_B son cambios de dirección por minuto a baja intensidad, realizadas entre 0,0 y 0,5 $m \cdot s^{-2}$; Accmin_M son cambios de dirección por minuto a intensidad media, realizadas entre 0,5 – 1,0 $m \cdot s^{-2}$; Accmin_A son cambios de dirección por minuto a alta intensidad, realizadas a > 1,0 $m \cdot s^{-2}$.

Finalmente, para terminar con la descripción de los resultados de los movimientos inerciales de los tenistas, se describirán los movimientos efectuados por éstos sobre el eje vertical. La Figura 4.1.1.4 muestra los saltos efectuados por los tenistas en partidos de competición. Estos saltos, como apuntábamos anteriormente, pueden deberse a la realización de acciones técnicas propias del tenis, es decir, los saques o golpeos de intercambio. Como se muestra en la figura 4.1.1.4, fue superior el número de saltos realizados entre 0 y 20 cm, mientras que los saltos que comprenden una altura entre 20 y 40 cm son poco comunes en tenis, no encontrando registros referentes a saltos superiores a 40 cm de altura.

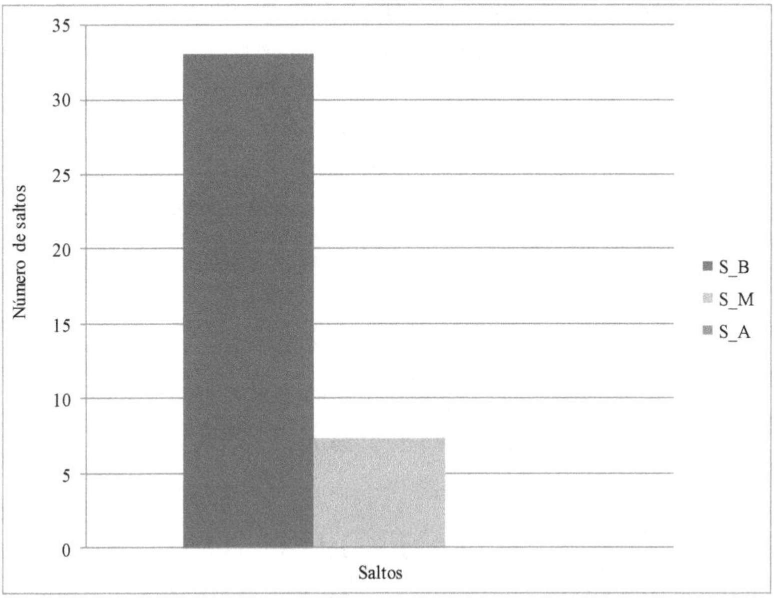

Figura 4.1.1.4. Número de saltos realizados por los jugadores a diferentes alturas. Nota: S_B es saltos realizados entre 0,0 y 20 cm, S_M es saltos realizados entre 20 y 40 cm, S_A es saltos realizados >40 cm.

4.1.2. Demandas físicas en competición según la categoría de los jugadores

En el siguiente apartado se van a detallar los resultados obtenidos en partidos de competición en función de la categoría a la que pertenecen los jugadores (ver Tabla 3.1) diferenciando la categoría alevín (n=59), infantil (n=54), cadete (n=33) y junior (n=25).

4.1.2.1. Demandas físicas de la dimensión velocidad

La Tabla 4.1.2.1 muestra que la distancia total recorrida por minuto (DTmin) de los jugadores cadetes (47,1 ±11,2 $m \cdot min^{-1}$) fue superior a la del resto de categorías. En cuanto al número de juegos disputados, fueron los infantiles los que más juegos disputaron por partido, 19,2 ±5,6 juegos. Mientras que los jugadores cadetes, fueron los que menos juegos disputaron, con un total de 17,1 ±3,7 juegos por partido, pero sin embargo, recorrieron una mayor distancia por unidad de tiempo. Además, se puede observar como la velocidad media fue superior también en los jugadores cadetes respecto a los infantiles (V_{med}= 2,99 ±0,52 vs. 2,94 ±0,47 $m \cdot s^{-1}$).

Respecto a las velocidades, no existieron apenas diferencias entre las categorías, encontrando los valores más altos entre los jugadores de la categoría junior, tanto en velocidad máxima (4,28 ±0,56 $m \cdot s^{-1}$) como en la velocidad media (3,01 ±0,44 $m \cdot s^{-1}$). Incorporando al análisis el Exertion index por unidad de tiempo, que permite cuantificar la carga, se observa como nuevamente los jugadores cadetes obtuvieron valores superiores respecto a los valores obtenidos por los jugadores infantiles (EImin = 0,16 ±0,04 vs. 0,15 ±0,04 $UA \cdot min^{-1}$).

Tabla. 4.1.2.1. Valores de las variables e indicadores globales de la dimensión velocidad.

Categoría	Variables	N	Media	ds	CV (%)
Alevín	Duración (min)	59	70,06	32,34	46,2
	Juegos	59	18,15	6,40	35,3
	DT (m)	59	3.185,79	1.539,31	48,3
	DTmin ($m \cdot min^{-1}$)	59	46,94	11,42	24,3
	V_{max} ($m \cdot s^{-1}$)	59	4,14	0,58	14,0
	V_{med} ($m \cdot s^{-1}$)	59	2,91	0,46	15,8
	W:R ($UA \cdot min^{-1}$)	59	5,33	2,91	54,6
	EI ($UA \cdot min^{-1}$)	59	0,17	0,04	23,5
Infantil	Duración (min)	54	68,91	26,81	38,9
	Juegos	54	19,19	5,62	29,3
	DT (m)	54	3.920,59	1.447,81	36,9
	DTmin ($m \cdot min^{-1}$)	54	43,17	6,27	14,5
	V_{max} ($m \cdot s^{-1}$)	54	4,24	0,67	15,8
	V_{med} ($m \cdot s^{-1}$)	54	2,94	0,47	16,0
	W:R ($UA \cdot min^{-1}$)	54	5,26	3,58	68,1
	EI ($UA \cdot min^{-1}$)	54	0,15	0,04	26,7

Categoría	Variables	N	Media	ds	CV (%)
Cadete	Duración (min)	33	116,26	177,16	152,4
	Juegos	33	17,09	3,74	21,9
	DT (m)	33	3.202,61	1.327,31	41,4
	DTmin ($m \cdot min^{-1}$)	33	47,13	11,16	23,7
	V_{max} ($m \cdot s^{-1}$)	33	4,21	0,61	14,5
	V_{med} ($m \cdot s^{-1}$)	33	2,99	0,52	17,4
	W:R ($UA \cdot min^{-1}$)	33	5,09	2,78	54,6
	EI ($UA \cdot min^{-1}$)	33	0,16	0,30	187,5
Junior	Duración (min)	25	76,5	28,3	37,0
	Juegos	25	18,56	6,12	33,0
	DT (m)	25	3.544,22	1.533,47	43,3
	DTmin ($m \cdot min^{-1}$)	25	45,44	5,10	11,2
	V_{max} ($m \cdot s^{-1}$)	25	4,28	0,56	13,1
	V_{med} ($m \cdot s^{-1}$)	25	3,01	0,44	14,6
	W:R ($UA \cdot min^{-1}$)	25	6,00	3,29	54,8
	EI ($UA \cdot min^{-1}$)	25	0,18	0,03	16,7

Nota: Duración es duración total en minutos; Juegos es número de juegos por partido; DT es distancia total recorrida; DTmin es distancia recorrida por minuto; V_{max} es la velocidad máxima; V_{med} es la velocidad media; W:R es ratio trabajo:descanso; EI es Exertion index; EImin es Exertion index por minuto.

La Figura 4.1.2.1 muestra como a nivel general todas las categorías tienen unas caracteríticas similares en cuanto a los porcentajes de tiempo y distancia recorridas en los diferentes rangos de velocidad. Todas ellas se rigen por un patrón similar, donde predominan las zonas de velocidad más bajas, Colocación (0,0-0,5 $m \cdot s^{-1}$) y Trote (0,6-1,9 $m \cdot s^{-1}$), no encontrándose variaciones con los resultados globales anteriormente explicados. Comparado entre categorías, se observa como los jugadores cadetes recorrieron más distancia que los infantiles en los dos rangos de velocidades más elevados, Baja intensidad (2,0-3,7 $m \cdot s^{-1}$) y Alta intensidad (3,8-5,0 $m \cdot s^{-1}$).

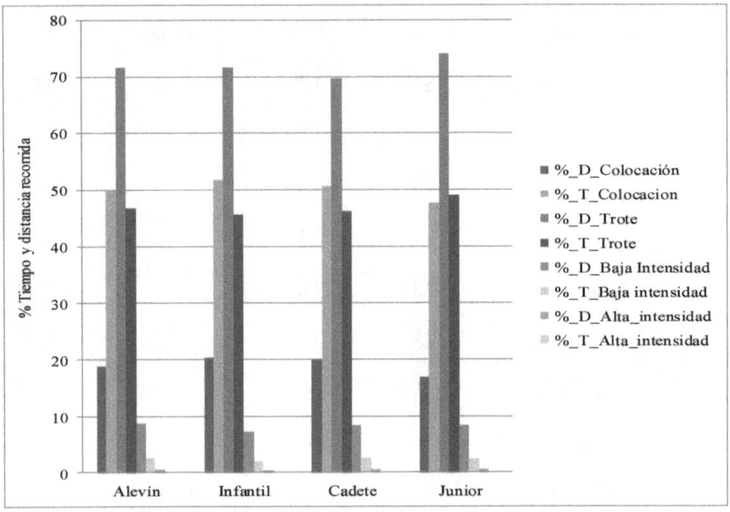

Figura 4.1.2.1. Porcentaje de tiempo y distancia recorrida por cada categoría de edad.

4.1.2.2. Demandas físicas de la dimensión aceleración

Los resultados más destacados en relación a la dimensión de la aceleración aparecieron en las categorías cadete e infantil, encontrado diferencias significativas entre ambas categorías, en cuanto a distancia recorrida mediante aceleraciones (DT_Accmin) se refiere. Los jugadores cadetes recorrieron 42,3 ±14,9 $m \cdot min^{-1}$ acelerando, mientras que los infantiles hicieron lo propio durante 36,5 ±8,6 $m \cdot min^{-1}$ (ES=0,25). La distancia estimada por unidad de tiempo (DT_Esmin), también fue superior significativamente en los jugadores cadetes, obteniendo un total de 66,9 ±39,4 $m \cdot min^{-1}$ frente a los 51,3 ±11,8 $m \cdot min^{-1}$ (ES=-0,25) obtenidos por la categoría infantil. Como consecuencia, el Player load por minuto fue también superior en los jugadores cadetes (PLmin= 7,31 ±3,17 vs. 6,63 ±2,69 $UA \cdot min^{-1}$).

Tabla. 4.1.2.2. Valores de las variables e indicadores globales de la dimensión aceleración.

Categoría	**Variables**	**N**	**Media**	**ds**	**CV (%)**
Alevín	DT_Acc (m)	59	2.791,59	1.371,49	49,13
	DT_Accmin ($m \cdot min^{-1}$)	59	39,74	5,54	13,94
	%DT_Acc (%)	59	87,49	4,93	5,63
	DT_Es (m)	59	4.047,66	1.875,38	46,33
	DT_Esmin ($m \cdot min^{-1}$)	59	58,04	12,51	21,55
	PLmin ($UA \cdot min^{-1}$)	59	7,46	3,39	45,44
Infantil	DT_Acc (m)	54	3.428,35	1.387,71	40,48
	DT_Accmin ($m \cdot min^{-1}$)	54	$36{,}45^{b}$	8,59	23,57
	%DT_Acc (%)	54	86,66	8,44	9,74
	DT_Es (m)	54	4.665,81	1.762,93	37,78
	DT_Esmin ($m \cdot min^{-1}$)	54	$51{,}25^{b}$	11,82	23,06
	PLmin ($UA \cdot min^{-1}$)	54	6,63	2,69	40,57
Cadete	DT_Acc (m)	33	2.880,55	1.325,00	46,00
	DT_Accmin ($m \cdot min^{-1}$)	33	$42{,}35^{b}$	14,89	35,16
	%DT_Acc (%)	33	91,15	30,81	33,80
	DT_Es (m)	33	4.504,58	2.049,09	45,49
	DT_Esmin ($m \cdot min^{-1}$)	33	$66{,}88^{b}$	39,37	58,87
	PLmin ($UA \cdot min^{-1}$)	33	7,31	3,17	43,37
Junior	DT_Acc (m)	25	3.102,84	1.399,84	45,11
	DT_Accmin ($m \cdot min^{-1}$)	25	39,86	6,29	15,78
	%DT_Acc (%)	25	87,81	9,55	10,88
	DT_Es (m)	25	4.787,80	3.189,24	66,61
	DT_Esmin ($m \cdot min^{-1}$)	25	60,59	26,81	44,25
	PLmin ($UA \cdot min^{-1}$)	25	8,03	4,74	59,03

Nota: DT_Acc es distancia recorrida en aceleración; DT_Accmin es distancia total recorrida en aceleración por minuto; %DT_Acc es el porcentaje de la distancia total recorrida en aceleración; DT_Es: la distancia estimada; DT_Esmin: la distancia estimada por minuto; PLmin es el player load por minuto; y, a representa diferencias significativas ($p<0{,}05$) infantil>alevín; b representa diferencias significativas ($p<0{,}05$) cadete>infantil.

La Figura 4.1.2.2.a y la Figura 4.1.2.2.b, representan los esfuerzos realizados en diferentes rangos de aceleración y deceleración por las diferentes categorías. La categoría cadete fue la que alcanzó unos registros mayores en la totalidad de las intensidades, encontrando diferencias significativas con la categoría alevín en los esfuerzos realizados en Dcc_<-1_m·s^{-2} (0,10 ±0,13 vs. 0,04 ±0,05 m·s^{-2}; ES=0,61) y en Acc_>1_m·s^{-2} (0,08 ±0,04 vs. 0,04 ±0,05 m·s^{-2}; ES=0,40). Cabe destacar que los jugadores cadetes fueron los que más esfuerzos realizaron a las máximas intensidades Dcc_<-2_m·s^{-2} y Acc_>2_m·s^{-2}.

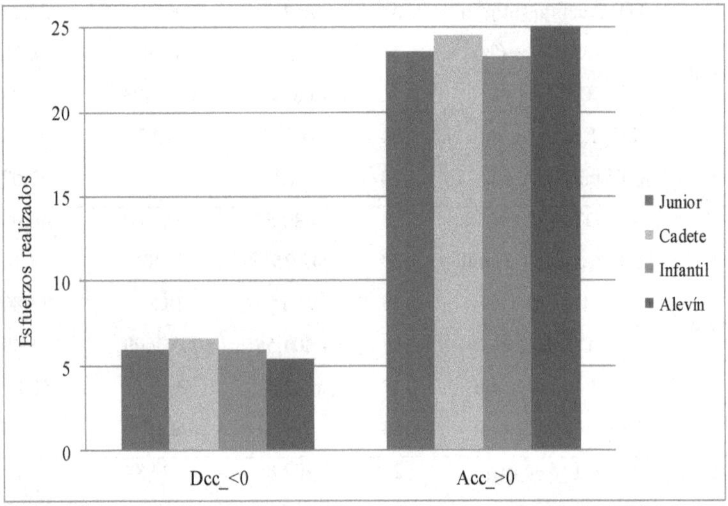

Figura 4.2.1.2.a. Esfuerzos realizados en diferentes rangos de aceleración y deceleración por las diferentes categorías.

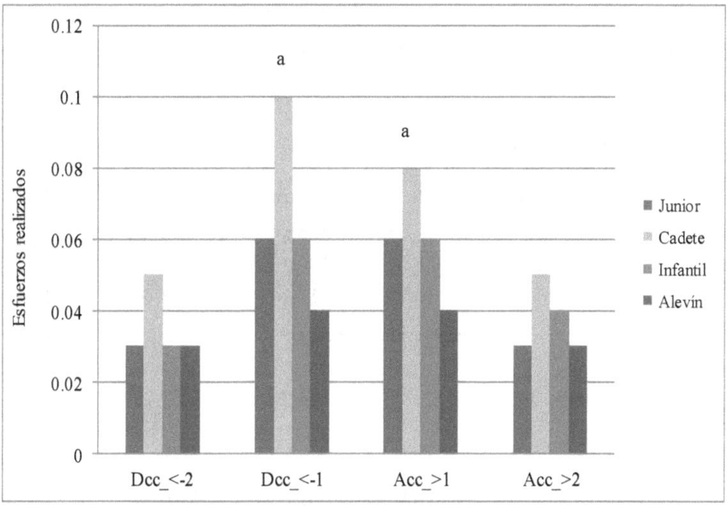

Figura 4.2.1.2.b. Esfuerzos realizados en diferentes rangos de aceleración y deceleración por las diferentes categorías. a representa diferencias significativas ($p<0,05$) cadete>alevín.

4.1.3. Demandas físicas de la competición según el sexo de los jugadores

El sexo de los jugadores fue otra de las variables tenidas en cuenta a la hora de conocer las demandas físicas de los tenistas. Para ello, se tuvieron en cuenta los registros procedentes de los partidos de competición, (ver Tabla 3.1) dividiéndolos en dos grupos, sexo femenino (n=100) y sexo masculino (n=71).

4.1.3.1. Demandas físicas de la dimensión velocidad

Tal y como refleja la Tabla 4.1.3.1, la distancia recorrida por los jugadores masculinos por unidad de tiempo (DTmin) fue significativamente superior a la recorrida por las jugadoras femeninas (47,26 ±10,96 vs. 44,63 ±7,78 $m \cdot min^{-1}$; ES=0,13). En la misma línea, en lo que respecta al número de juegos disputados por partido (Juegos), fueron nuevamente los jugadores masculinos los que obtuvieron diferencias significativas respecto al sexo femenino (20,01 ±6,44 vs. 17,14 ±4,76 juegos; ES=0,28). Analizando la velocidad alcanzada por los jugadores, se puede apreciar como ambas velocidades, tanto la velocidad máxima (V_{max}= 4,42 ±0,64 vs. 4,05 ±0,54 $m \cdot s^{-1}$;

ES=0,29) como la velocidad media (V_{med}= 3,11 ±0,49 vs. 2,83 ±0,42 $m \cdot s^{-1}$; ES=0,30) fueron significativamente superiores en los jugadores del sexo masculino.

Tabla. 4.1.3.1. Valores de las variables e indicadores globales de la dimensión velocidad.

Sexo	Variables	N	Media	ds	CV (%)
Femenino	Duración (min)	100	71,89	27,68	38,50
	Juegos	100	17,14	4,76	27,77
	DT (m)	100	3.154,26	1.203,84	38,17
	DTmin ($m \cdot min^{-1}$)	100	44,36	7,78	17,54
	V_{max} ($m \cdot s^{-1}$)	100	4,05	0,54	13,33
	V_{med} ($m \cdot s^{-1}$)	100	2,83	0,42	14,84
	W:R ($UA \cdot min^{-1}$)	100	5,03	2,70	53,68
	EI ($UA \cdot min^{-1}$)	100	0,16	0,04	25,00
Masculino	Duración (min)	71	104,37	157,32	150,73
	Juegos	71	20,01[a]	6,44	32,18
	DT (m)	71	3.923,08	1.738,43	44,31
	DTmin ($m \cdot min^{-1}$)	71	47,26[a]	10,96	23,19
	V_{max} ($m \cdot s^{-1}$)	71	4,42[a]	0,64	14,48
	V_{med} ($m \cdot s^{-1}$)	71	3,11[a]	0,49	15,76
	W:R ($UA \cdot min^{-1}$)	71	5,84	3,66	62,67
	EI ($UA \cdot min^{-1}$)	71	0,17	0,04	23,53

Nota: Duración es duración total en minutos; Juegos es número de juegos por partido; DT es distancia total recorrida; DTmin es distancia recorrida por minuto; V_{max} es la velocidad máxima; V_{med} es la velocidad media; W:R es ratio trabajo:descanso; EI es Exertion index; EImin es Exertion index por minuto; y, a representa diferencias significativas ($p<0,05$) Masculino>Femenino.

En lo que respecta a la distancia recorrida a diferentes rangos de velocidad, se puede apreciar en la Figura 4.1.3.1 como los valores obtenidos por el sexo masculino fueron significativamente superiores en todos los rangos de velocidad, en comparación a los valores obtenidos por el sexo femenino.

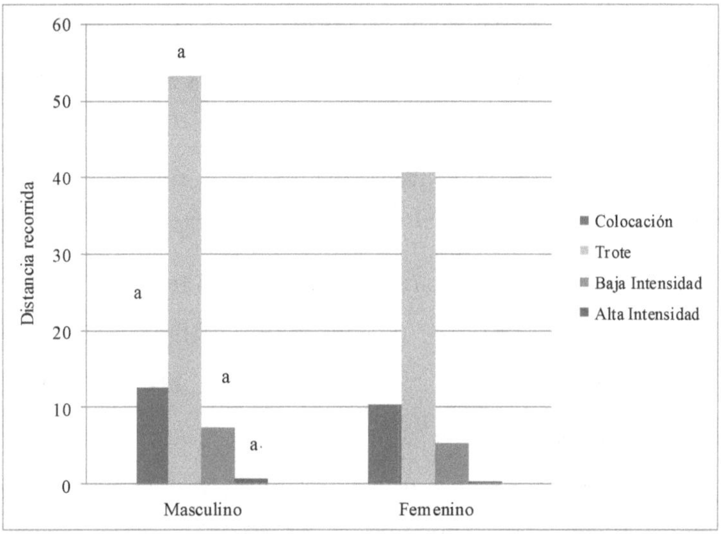

Figura 4.1.3.1. Distancia recorrida por minuto en diferentes rangos de velocidad según el sexo. a representa diferencias significativas ($p<0,05$) Masculino>Femenino.

4.1.3.2. Demandas físicas de la dimensión aceleración

Analizando las aceleraciones y comparando entre sexos, fueron las jugadoras femeninas las que obtuvieron valores algo superiores en el porcentaje de distancia acelerada (89,12 ±17,97 vs. 86,38 ±9,19 %).

Tabla. 4.1.3.2. Valores de las variables e indicadores globales de la dimensión aceleración.

Sexo	Variables	N	Media	ds	CV (%)
Femenino	DT_Acc (m)	100	2805,70	1142,11	40,70
	DT_Accmin ($m \cdot min^{-1}$)	100	39,50	9,75	24,68
	%DT_Acc (%)	100	89,12	17,97	20,16
	DT_Es (m)	100	4100,55	1611,064	39,29
	DT_Esmin ($m \cdot min^{-1}$)	100	59,08	24,78	41,94
	PLmin ($UA \cdot min^{-1}$)	100	7,62	3,91	51,31
Masculino	DT_Acc (m)	71	3406,96	1616,453	47,43
	DT_Accmin ($m \cdot min^{-1}$)	71	38,83	8,51	21,92
	%DT_Acc (%)	71	86,38	9,19	10,64
	DT_Es (m)	71	4916,30	2612,034	53,13
	DT_Esmin ($m \cdot min^{-1}$)	71	56,41	19,81	35,12
	PLmin ($UA \cdot min^{-1}$)	71	6,74	2,40	35,61

*Nota: DT_Acc: distancia recorrida en aceleración; DT_Accmin: distancia total recorrida en aceleración por minuto; %DT_Acc: el porcentaje de la distancia total recorrida en aceleración; DT_Es: la distancia estimada; DT_Esmin: la distancia estimada por minuto; PLmin: el player load por minuto.

En las Figuras 4.1.3.2.a y 4.1.3.2.b, se puede observar como el sexo femenino realizó más esfuerzos que el sexo masculino en la mayor parte de las intensidades analizadas. Estas diferencias fueron significativas en aceleraciones Acc_>1_$m \cdot s^{-2}$ y deceleraciones Dcc_<-1 $m \cdot s^{-2}$. Así pues, los valores del sexo femenino fueron superiores al masculino en esfuerzos realizados acelerando a Acc_>1_$m \cdot s^{-2}$ (0,07 ±0,06 vs. 0,04 ±0,05 $esf \cdot min^{-1}$; ES=0,26) y decelerando Dcc_<-1_$m \cdot s^{-2}$ (0,07 ±0,09 vs. 0,05 ±0,04 $esf \cdot min^{-1}$; ES=0,14).

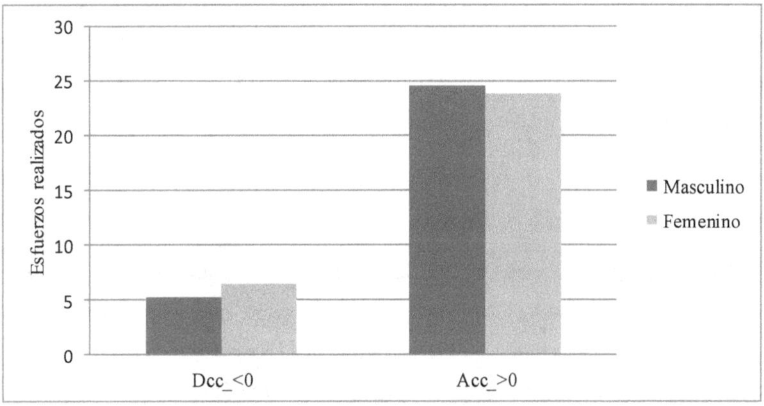

Figura 4.1.3.2.a. Esfuerzos realizados en diferentes rangos de aceleración y deceleración según el sexo.

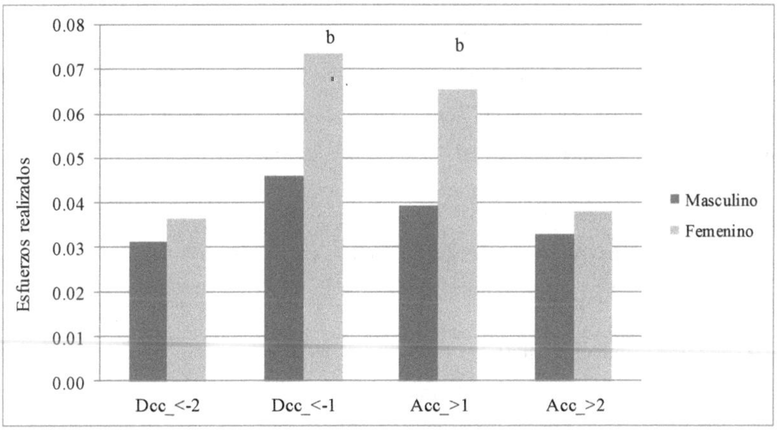

Figura 4.1.3.2.b. Esfuerzos realizados en diferentes rangos de aceleración y deceleración según el sexo. b: representa diferencias significativas ($p<0,05$) Femenino>Masculino.

4.1.4. Demandas físicas de la competición según el nivel competitivo de los jugadores

En el siguiente apartado se van a detallar los resultados obtenidos en función del nivel de los jugadores. Para ello, se utilizaron los registros procedentes de partidos oficiales de competición (ver Tabla 3.1) teniendo en cuenta el ranking que ocupaban los jugadores en la clasificación de la Comunidad Autónoma de Aragón, agrupándolos en dos grupos diferentes, del 1° al 3° (n=123) y del 4° al 6° (n=48) de la clasificación de la Comunidad Autonoma de Aragón.

4.1.4.1. Demandas físicas de la dimensión velocidad

La Tabla 4.1.4.1 resume los resultados obtenidos en las variables globales analizadas referentes a la velocidad, donde se puede apreciar que los jugadores de un mayor ranking se desplazaron significativamente más metros por minuto que los jugadores de menor ranking (DTmin= 46,65 ±10,2 vs. 42,77 ±5,60 $m \cdot min^{-1}$; ES=0,25). Por otro lado, en lo que respecta a la velocidad máxima, fueron los jugadores de mayor nivel los que alcanzaron velocidades máximas significativamente superiores a las desarrolladas por los jugadores de un nivel inferior (V_{max}= 4,29 ±0,63 vs. 3,98 ±0,48 $m \cdot s^{-1}$; ES=0,26). Por lo tanto, en relación con este dato, la presente tabla presenta como el Exertion index por minuto desarrollado por los jugadores de mayor ranking fue significativamente superior que el Exertion index alcanzado por los jugadores de menor nivel (EImin= 0,17 ±0,04 vs. 0,15 ±0,03 $UA \cdot min^{-1}$; ES=27).

Tabla. 4.1.4.1. Valores de las variables e indicadores globales de la dimensión velocidad.

Ranking	Variables	N	Media	ds	CV (%)
	Duración (min)	123	89,02	121,52	136,51
	Juegos	123	18,09	5,63	31,12
	DT (m)	123	3546,50	1504,97	42,44
1°–3°	DTmin ($m \cdot min^{-1}$)	123	46,65[a]	10,22	21,91
	V_{max} ($m \cdot s^{-1}$)	123	4,29[a]	0,63	14,69
	V_{med} ($m \cdot s^{-1}$)	123	2,96	0,47	15,88
	W:R ($UA \cdot min^{-1}$)	123	5,68	3,45	60,74
	EI ($UA \cdot min^{-1}$)	123	0,17[a]	0,04	23,53

Ranking	Variables	N	Media	ds	CV (%)
	Duración (min)	48	76,03	30,79	40,50
	Juegos	48	18,96	5,83	30,75
	DT (m)	48	3286,37	1465,25	44,59
4°–6°	DTmin ($m\cdot min^{-1}$)	48	42,77	5,64	13,19
	V_{max} ($m\cdot s^{-1}$)	48	3,98	0,48	12,06
	V_{med} ($m\cdot s^{-1}$)	48	2,94	0,47	15,99
	W:R ($UA\cdot min^{-1}$)	48	4,56	2,04	44,74
	EI ($UA\cdot min^{-1}$)	48	0,15	0,03	20,00

Nota: Duración es duración total en minutos; Juegos es número de juegos por partido; DT es distancia total recorrida; DTmin es distancia recorrida por minuto; V_{max} es la velocidad máxima; V_{med} es la velocidad media; W:R es ratio trabajo:descanso; EI es Exertion index; EImin es Exertion index por minuto; y, a representa diferencias significativas ($p<0,05$) 1°-3°> 4°-6°.

En la Figura 4.1.4.1 queda reflejado cómo los jugadores de mayor nivel recorrieron más distancia por unidad de tiempo que los jugadores de menor nivel en todos los rangos de velocidad. Además, estas diferencias fueron significativas en los rangos Baja intensidad (6,64 ±5,30 vs. 5,03 ±4,45 $m\cdot min^{-1}$; ES=0,10) y Alta intensidad (0,43 ±0,62 vs. 0,29 ±0,35 $m\cdot min^{-1}$; ES=0,13), donde los jugadores de mayor ranking superaron a los de menor ranking.

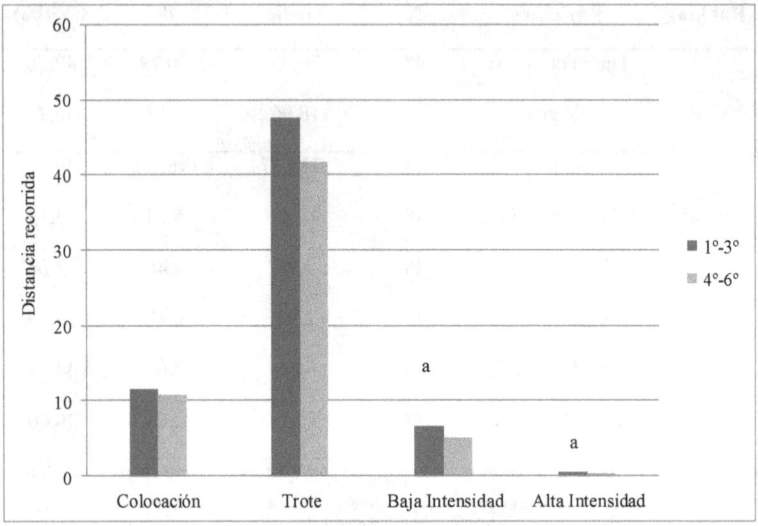

Figura 4.1.4.1 Distancia recorrida por minuto en diferentes rangos de velocidad según el nivel competitivo de los jugadores. a representa diferencias significativas ($p<0,05$) 1°-3°>4°-6°.

4.1.4.2. Demandas físicas de la dimensión aceleración

En lo que respecta al análisis de las aceleraciones, se observa cómo fueron los jugadores de mayor nivel los que recorrieron más distancia por unidad de tiempo mientras aceleraban (DT_Accmin= 39,9 ±10,1 vs. 37,5 ±6,2 $m \cdot min^{-1}$). Sin embargo, este hecho no se reprodujo en un aumento del Player load por minuto, ya que fueron los jugadores de menor nivel los que obtuvieron unos valores significativamente superiores en esta variable (PLmin= 8,25 ±4,22 vs. 6,87 ±2,93 $UA \cdot min^{-1}$; ES=0,30).

Tabla. 4.1.4.2. Valores de las variables e indicadores globales de la dimensión aceleración.

Ranking	**Variables**	**N**	**Media**	**ds**	**CV (%)**
	DT_Acc (m)	123	3.121,34	1.398,80	44,81
1°–3°	DT_Accmin ($m \cdot min^{-1}$)	123	39,90	10,11	25,34
	%DT_Acc (%)	123	88,37	17,40	19,69

	DT_Es (m)	123	4.555,35	2.193,71	48,16
	DT_Esmin (m·min^{-1})	123	59,30	25,88	43,64
	PLmin (UA·min^{-1})	123	6,87	2,93	42,65
4º–6º	DT_Acc (m)	48	2.886,23	1.356,10	46,99
	DT_Accmin (m·min^{-1})	48	37,49	6,24	16,64
	%DT_Acc (%)	48	86,99	5,02	5,77
	DT_Es (m)	48	4.141,75	1.897,15	45,81
	DT_Esmin (m·min^{-1})	48	54,57	11,37	20,84
	PLmin (UA·min^{-1})	48	8,25^{b}	4,22	51,15

Nota: DT_Acc es distancia recorrida en aceleración; DT_Accmin es distancia total recorrida en aceleración por minuto; %DT_Acc es el porcentaje de la distancia total recorrida en aceleración; DT_Es: la distancia estimada; DT_Esmin: la distancia estimada por minuto; PLmin es el player load por minuto; y b, representa diferencias significativas ($p<0,05$) 4º-6º>1º-3º.

Continuando con el análisis de las aceleraciones, se aprecia como los jugadores de menor nivel realizaron un mayor número de esfuerzos en todos los rangos de aceleración, tal y como reflejan las Figuras 4.1.4.2.a y 4.1.4.2.b. Estas diferencias se acentuaron significativamente en el rango Dcc_<0 (6,77 ±3,14 vs. 5,53 ±2,99 esf·min^{-1}; ES=0,19) y en el rango Acc_>1 (0,08 ±0,09 vs. 0,04 ±0,06 esf·min^{-1}; ES=0,25).

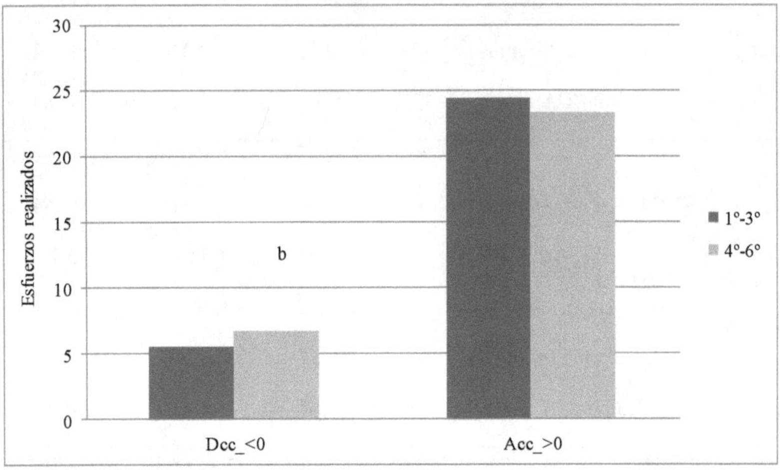

Figura 4.1.4.2.a. Esfuerzos realizados en diferentes rangos de aceleración y deceleración según el nivel competitivo de los jugadores y, b representa diferencias significativas (p<0,05) 4°-6°>1°-3°.

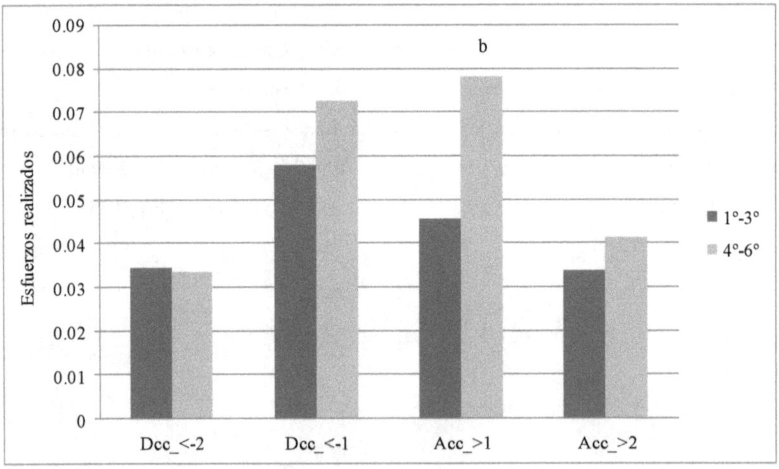

Figura 4.1.4.2.b. Esfuerzos realizados en diferentes rangos de aceleración y deceleración según el nivel competitivo de los jugadores y, b representa diferencias significativas (p<0,05) 4°-6°>1°-3°.

4.2. Estudio 2: resultados de las variables referentes al contexto de juego

4.2.1 Demandas físicas de la competición según la superficie donde se disputaron los partidos

A continuación, van a detallarse los resultados obtenidos en función de la superficie donde se disputaron los partidos de competición, distinguiendo entre partidos disputados sobre superficie rápida (n=79) y sobre tierra batida (n= 39) en las categorías alevín e infantil (ver Tabla 3.2).

4.2.1.1. Demandas físicas de la dimensión velocidad

En la Tabla 4.2.1.1 puede observarse como la distancia recorrida por unidad de tiempo fue similar en ambas superficies (DTmin= 45,29±5,08 vs. 44,77 ±15,60 $m \cdot min^{-1}$). Sin embargo, en lo que respecta a las velocidades, tanto la velocidad máxima como la velocidad media fueron superiores en pista rápida, lo que se tradujo en la aparición de diferencias significativas en variables como el Exertion index por minuto (EImin= 0,17 ±0,04 vs. 0,13 ±0,03 $UA \cdot min^{-1}$; ES=0,49), que permite cuantificar la carga de los jugadores en función de la velocidad de desplazamiento alcanzada por éstos.

Tabla. 4.2.1.1. Valores de las variables e indicadores globales de la dimensión velocidad.

Superficie	Variables	N	Media	ds	CV (%)
	Duración (min)	79	78,68	30.94	39,32
	Juegos	79	19,34[a]	6,06	31,33
	DT (m)	79	3588,38	1510,41	42,09
Rápida	DTmin ($m \cdot min^{-1}$)	79	45,29	5,08	11,22
	V_{max} ($m \cdot s^{-1}$)	79	4,22	0,58	13,74
	V_{med} ($m \cdot s^{-1}$)	79	2,94	0,41	13,95

Superficie	Variables	N	Media	ds	CV (%)
	W:R (UA·min^{-1})	79	6,14^{a}	3,46	56,35
	EI (UA·min^{-1})	79	0,17^{a}	0,04	23,53
Tierra Batida	Duración (min)	34	123,42	225,06	182,35
	Juegos	34	17,03	5,723	29,36
	DT (m)	34	3417,38	1605,95	46,99
	DTmin (m·min^{-1})	34	44,77	15,59	34,82
	V_{max} (m·s^{-1})	34	4,09	0,71	17,36
	V_{med} (m·s^{-1})	34	2,87	0,55	19,16
	W:R (UA·min^{-1})	34	3,33	1,13	33,93
	EI (UA·min^{-1})	34	0,13	0,03	23,08

Nota: Duración es duración total en minutos; Juegos es número de juegos por partido; DT es distancia total recorrida; DTmin es distancia recorrida por minuto; V_{max} es la velocidad máxima; V_{med} es la velocidad media; W:R es ratio trabajo:descanso; EI es Exertion Index; EImin es Exertion index por minuto; y, a representa diferencias significativas (p<0,05) Rápida>Tierra Batida.

Siguiendo con el análisis entre superficies, la Figura 4.2.1.1.a, muestra como los jugadores recorrieron más distancia a velocidades bajas sobre tierra batida, encontrando diferencias significativas en el rango más bajo de velocidad Colocación (0,0-0,5 m·s^{-1}) frente a la distancia recorrida en pista rápida (17,18 ±8,42 vs. 10,12 ±6,03 m·min^{-1}; ES=0,44). Sin embargo, la distancia recorrida en los otros dos rangos de velocidad, Baja intensidad (2,0-3,7 m·s^{-1}) y Alta intensidad (3,8-5,0 m·s^{-1}), fue superior en los partidos disputados sobre pista rápida.

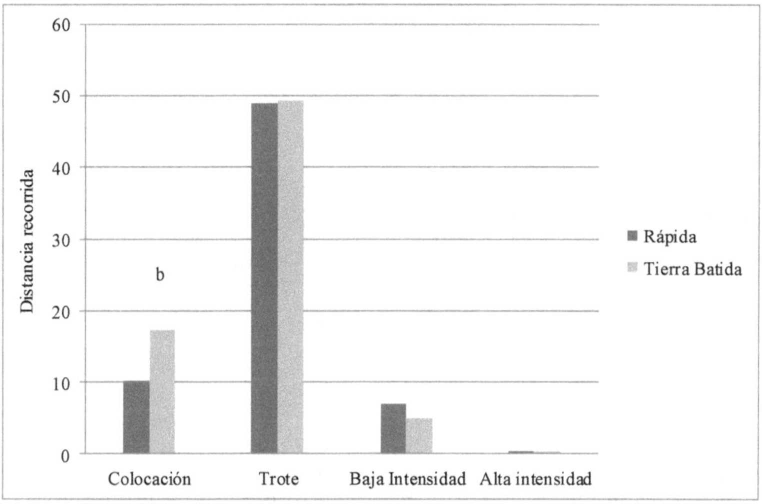

Figura 4.2.1.1.a. Distancia recorrida por minuto en diferentes rangos de velocidad según la superficie. b: representa diferencias significativas ($p<0,05$) Tierra Batida> Rápida.

La Figura 4.2.1.1.b, representa el porcentaje de tiempo y distancia recorrida en cada rango de velocidad entre las dos superficies. Los resultados indican que los jugadores pasaron mucho más tiempo y recorrieron más distancia a intensidades bajas en los partidos disputados sobre tierra batida, mientras que en los partidos que se jugaron sobre pista rápida, predominó el tiempo y la distancia recorrida en los rangos superiores de velocidad, Colocación (0,6-1,97 $m \cdot s^{-1}$), Baja intensidad (2,0-3,7 $m \cdot s^{-1}$) y Alta intensidad (3,8-5,0 $m \cdot s^{-1}$).

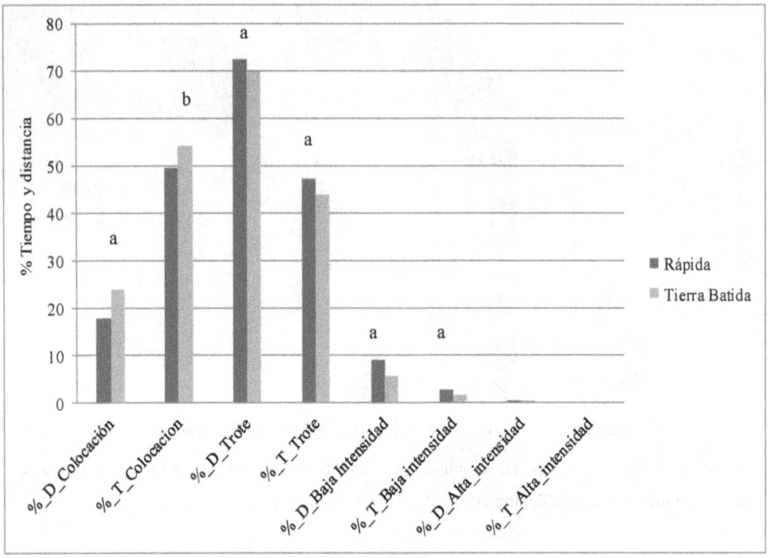

Figura 4.2.1.1.b. Porcentaje de tiempo y distancia recorrida según la superficie. a: representa diferencias significativas ($p<0,05$) Rápida> Tierra Batida y, b: representa diferencias significativas ($p<0,05$) Tierra Batida> Rápida.

4.2.1.2. Demandas físicas de la dimensión aceleración

En general, puede observarse como los valores obtenidos en todas las variables que refleja la Tabla 4.2.1.2 fueron superiores en los partidos disputados sobre pista rápida, incluso la distancia recorrida mediante aceleraciones por minuto fue significativamente superior sobre pista rápida (DT_Accmin= 40,47±5,20 vs. 32,82 ±8,68 $m \cdot min^{-1}$; ES=0,51). Esta predominancia de las aceleraciones sobre pista rápida se vio reflejada en un Player load por minuto superior (PLmin = 7,44 ±3,47 vs. 6,52 ±2,99 $UA \cdot min^{-1}$).

Tabla. 4.2.1.2. Valores de las variables e indicadores globales de la dimensión aceleración.

Superficie	Variables	N	Media	ds	CV (%)
Rápida	DT_Acc (m)	79	3.201,35	1.393,52	42,09
	DT_Accmin ($m \cdot min^{-1}$)	79	40,47[a]	5,20	12,85
	%DT_Acc (%)	79	88,77[a]	3,89	4,38
	DT_Es (m)	79	4.553,08	1.778,84	39,07
	DT_Esmin ($m \cdot min^{-1}$)	79	58,06	11,23	19,34
	PLmin ($UA \cdot min^{-1}$)	79	7,30	3,12	42,74
Tierra Batida	DT_Acc (m)	34	2.850,82	1.437,61	50,43
	DT_Accmin ($m \cdot min^{-1}$)	34	32,82	8,68	26,45
	%DT_Acc (%)	34	83,19	9,97	11,98
	DT_Es (m)	34	3.855,09	1.915,55	49,69
	DT_Esmin ($m \cdot min^{-1}$)	34	47,20	12,46	26,40
	PLmin ($UA \cdot min^{-1}$)	34	6,52	2,99	45,86

Nota: DT_Acc es distancia recorrida en aceleración; DT_Accmin es distancia total recorrida en aceleración por minuto; %DT_Acc es el porcentaje de la distancia total recorrida en aceleración; DT_Es: la distancia estimada; DT_Esmin: la distancia estimada por minuto; PLmin es el player load por minuto; y, a representa diferencias significativas ($p<0,05$) Rápida>Tierra Batida.

En lo que respecta a las aceleraciones, en las Figuras 4.2.1.2.a y 4.2.1.2.b se recogen los esfuerzos realizados en diferentes rangos de aceleración y deceleración. Aparecen diferencias significativas tanto en aceleraciones (Acc_>1: 0,06 ±0,08 vs. 0,02 ±0,17 $esf \cdot min^{-1}$; ES=0,14 y Acc_>2: 0,04 ±0,03 vs. 0,01 ±0,01; ES=0,55 $esf \cdot min^{-1}$) como en deceleraciones (Dcc_<-2: 0,07 ±0,08 vs. 0,03 ±0,01 $esf \cdot min^{-1}$; ES=0,33 y Dcc_ <-1: 6,18 ±3,32 vs. 4,70 ±1,45 $esf \cdot min^{-1}$; ES=0,41), siendo el número de esfuerzos realizados por minuto, siempre superiores sobre pista rápida frente a tierra batida. Nuevamente, los resultados indicaron que los esfuerzos realizados sobre pista rápida fueron más intensos que los desarrollados sobre tierra batida.

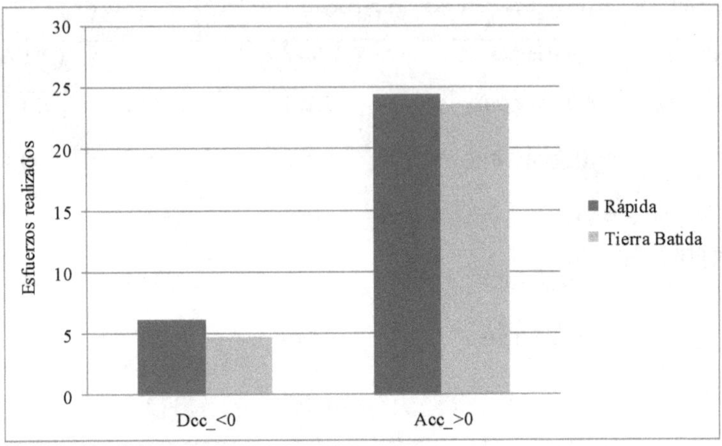

Figura 4.2.1.2.a. Esfuerzos realizados en diferentes rangos de aceleración y deceleración en diferentes superficies.

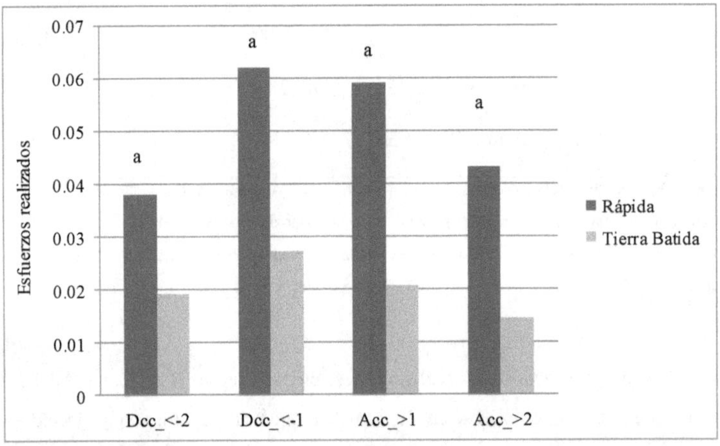

Figura 4.2.1.2.a. Esfuerzos realizados en diferentes rangos de aceleración y deceleración en diferentes superficies. a: representa diferencias significativas ($p<0,05$) Rápida> Tierra Batida.

4.2.2. Demandas físicas de la competición según la eliminatoria del torneo disputada

En el siguiente apartado se van a detallar los resultados en función de la eliminatoria del torneo. Para ello, se tuvieron en cuenta los registros procedentes de partidos de competición (ver Tabla 3.3) del Master de la Federación Aragonesa de Tenis, que comprendía las eliminatorias disputadas sobre pista rápida de cuartos de final, semifinal y final, disputados por jugadores de ambos sexos y todas las categorías, pero únicamente de ranking 1°-3° (n=101).

4.2.2.1. Demandas físicas de la dimensión velocidad

La Tabla 4.2.2.1 recoge los valores de las variables globales relacionadas con la velocidad, comparando los resultados a lo largo de las eliminatorias del torneo. Analizando el conjunto de las variables, se puede observar como la distancia recorrida por unidad de tiempo, (DTmin) fue semejante en las tres eliminatorias, siendo los cuartos de final donde menos metros se recorrieron por unidad de tiempo (46,56±7,51 $m \cdot min^{-1}$), mientras que en la final fue la que más distancia se recorrió (47,00±5,06 $m \cdot min^{-1}$). Sin embargo, el número de juegos por partido disputados por los tenistas no se correspondió con la evolución de la distancia recorrida por minuto, ya que fue en la semifinal donde más juegos se disputaron (cuartos: 16,78±4,50 juegos, semifinal: 19,38±6,50 juegos y final: 18,92±5,91 juegos). En lo que respecta a la velocidad fue en la final donde los jugadores se movieron a mayor velocidad media (cuartos: 2,93±0,48 $m \cdot s^{-1}$, semifinal 2,87±0,40 $m \cdot s^{-1}$ y final: 3,14±0,36 $m \cdot s^{-1}$) y máxima (cuartos: 4,17±0,66 $m \cdot s^{-1}$, semifinal 4,28±0,56 $m \cdot s^{-1}$ y final: 4,53±0,54 $m \cdot s^{-1}$).

Tabla. 4.2.2.1. Valores de las variables e indicadores globales de la dimensión velocidad.

Eliminatoria	Variables	N	Media	ds	CV (%)
Cuartos de final	Duración (min)	40	67,67	29,0 8	42,98
	Juegos	40	16,78	4,50	26,82
	DT (m)	40	3.172,17	1.494,43	47,10
	DTmin ($m \cdot min^{-1}$)	40	46,56	7,51	16,13
	V_{max} ($m \cdot s^{-1}$)	40	4,17	0,66	15,83
	V_{med} ($m \cdot s^{-1}$)	40	2,93	0,48	16,38
	W:R ($UA \cdot min^{-1}$)	40	6,16	3,90	63,31
	EI ($UA \cdot min^{-1}$)	40	0,17	0,04	23,53
Semifinal	Duración (min)	37	81,87	32,22	39,35
	Juegos	37	19,38	6,50	33,54
	DT (m)	37	3.793,28	1.588,62	41,87
	DTmin ($m \cdot min^{-1}$)	37	46,66	8,32	17,83
	V_{max} ($m \cdot s^{-1}$)	37	4,28	0,56	13,08
	V_{med} ($m \cdot s^{-1}$)	37	2,87	0,40	13,94
	W:R ($UA \cdot min^{-1}$)	37	6,45	3,65	56,59
	EI ($UA \cdot min^{-1}$)	37	0,17	0,03	17,65
Final	Duración (min)	24	80,23	21,95	27,36
	Juegos	24	18,92	5,91	31,24
	DT (m)	24	3.781,43	1.159,92	30,65
	DTmin ($m \cdot min^{-1}$)	24	47,00	5,06	10,77
	V_{max} ($m \cdot s^{-1}$)	24	4,53	0,54	11,92
	V_{med} ($m \cdot s^{-1}$)	24	3,14	0,36	11,46
	W:R ($UA \cdot min^{-1}$)	24	5,99	2,76	46,08
	EI ($UA \cdot min^{-1}$)	24	0,18	0,03	16,67

Nota: Duración es duración total en minutos; Juegos es número de juegos por partido; DT es distancia total recorrida; DTmin es distancia recorrida por minuto; V_{max} es la velocidad máxima; V_{med} es la velocidad media; W:R es ratio trabajo:descanso; EI es Exertion index; EImin es Exertion index por minuto.

En la Figura 4.2.2.1.a, se representa el porcentaje de distancia recorrida por los jugadores a los diferentes rangos de intensidad, en cada una de las eliminatorias del torneo. El porcentaje de distancia recorrida en el rango de velocidad de Alta Intensidad (3,8-5,0 $m \cdot s^{-1}$) fue significativamente superior en la final frente al resto de eliminatorias (final 0,71±0,62 vs. cuartos 0,43±0,59 $m \cdot min^{-1}$; ES=0,22; final 0,71±0,62 vs. semifinal 0,32±0,53 $m \cdot min^{-1}$; ES=0,32). Similares resultados se obtuvieron en el porcentaje de distancia recorrida en el rango de velocidad de Baja Intensidad (2,0-3,7 $m \cdot s^{-1}$) por lo que la final del torneo acaparó el mayor porcentaje de metros recorridos a altas velocidades. Sin embargo el porcentaje de distancia recorrida en el rango de velocidad Trote (0,6-1,9 $m \cdot s^{-1}$) fue mayor en la primera eliminatoria del torneo, los cuartos de final.

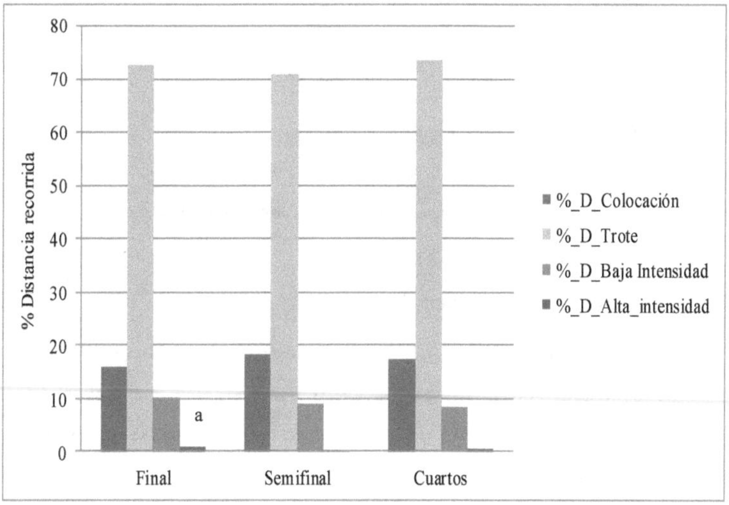

Figura 4.2.2.1.a. Porcentaje distancia recorrida según la eliminatoria del torneo disputada. a: representa diferencias significativas ($p<0,05$) Final>Semifinal.

En la Figura 4.2.2.1.b, se muestra el porcentaje de tiempo en el que los jugadores estuvieron en los diferentes rangos de intensidad, en cada una de las eliminatorias del torneo. En general, se puede observar como estos resultados coinciden con los resultados anteriores que hacían referencia a la distancia, siendo la final, la eliminatoria del torneo donde mayor porcentaje de tiempo pasaron los jugadores en el rango de velocidad Baja Intensidad (2,0 - 3,7 $m \cdot s^{-1}$).

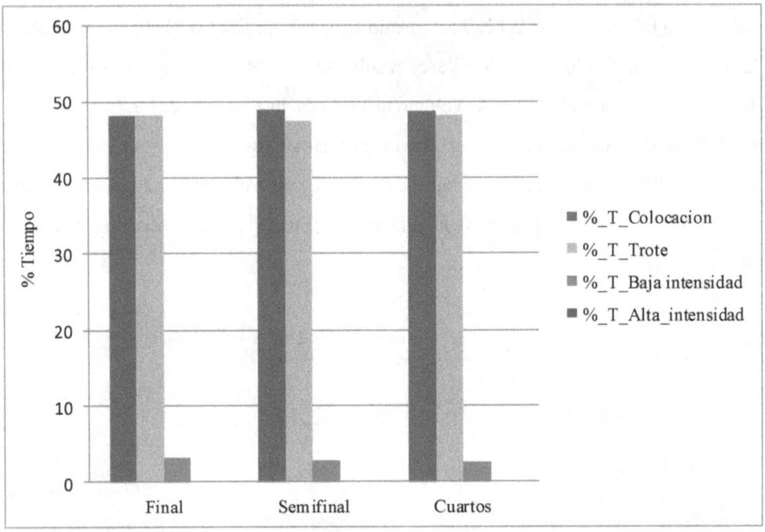

Figura 4.2.2.1.b. Porcentaje tiempo según la eliminatoria del torneo disputada.

4.2.2.2. Demandas físicas de la dimensión aceleración

Analizando las variables referentes a la aceleración, se puede observar como la eliminatoria de cuartos de final, se caracterizó por presentar una mayor distancia recorrida mediante aceleraciones, sin observar apenas diferencias en el resto de variables analizadas.

Tabla. 4.2.2.2. Valores de las variables e indicadores globales de la dimensión aceleración.

Eliminatoria	Variables	N	Media	ds	CV (%)
Cuartos de final	DT_Acc (m)	40	2.842,33	1.428,73	50,27
	DT_Accmin ($m \cdot min^{-1}$)	40	42,29	13,23	31,28
	%DT_Acc (%)	40	91,34	28,42	31,11
	DT_Es (m)	40	4261,68	1819,03	42,68
	DT_Esmin ($m \cdot min^{-1}$)	40	62,88	24,51	38,98
	PLmin ($UA \cdot min^{-1}$)	40	6,81	2,09	30,69
Semifinal	DT_Acc (m)	37	3.367,41	1.474,33	43,78
	DT_Accmin ($m \cdot min^{-1}$)	37	40,99	5,89	14,37
	%DT_Acc (%)	37	88,16	4,91	5,57
	DT_Es (m)	37	5.250,00	2.849,63	54,28
	DT_Esmin ($m \cdot min^{-1}$)	37	63,40	36,56	57,67
	PLmin ($UA \cdot min^{-1}$)	37	7,16	3,88	54,19
Final	DT_Acc (m)	24	3.376,00	1.085,88	32,16
	DT_Accmin ($m \cdot min^{-1}$)	24	41,85	5,34	12,76
	%DT_Acc (%)	24	88,94	4,54	5,10
	DT_Es (m)	24	4.560,33	1.495,98	32,80
	DT_Esmin ($m \cdot min^{-1}$)	24	59,08	7,28	12,32
	PLmin ($UA \cdot min^{-1}$)	24	6,92	1,67	24,13

Nota: DT_Acc es distancia recorrida en aceleración; DT_Accmin es distancia total recorrida en aceleración por minuto; %DT_Acc es el porcentaje de la distancia total recorrida en aceleración; DT_Es: la distancia estimada; DT_Esmin: la distancia estimada por minuto; PLmin es el player load por minuto.

Las Figuras 4.2.2.2.a y 4.2.2.2.b recogen el número de esfuerzos por minuto realizados por los jugadores en las diferentes eliminatorias del torneo. Se puede apreciar como en la semifinal hubo un mayor número de esfuerzos entre Dcc_<0 y Acc_>0$m \cdot s^{-2}$.

Mientras que al observar los esfuerzos realizados a máxima intensidad (Dcc_<-2 y Acc_>2 $m \cdot s^{-2}$) fue en la final y en los cuartos de final donde mayor predomino tuvieron.

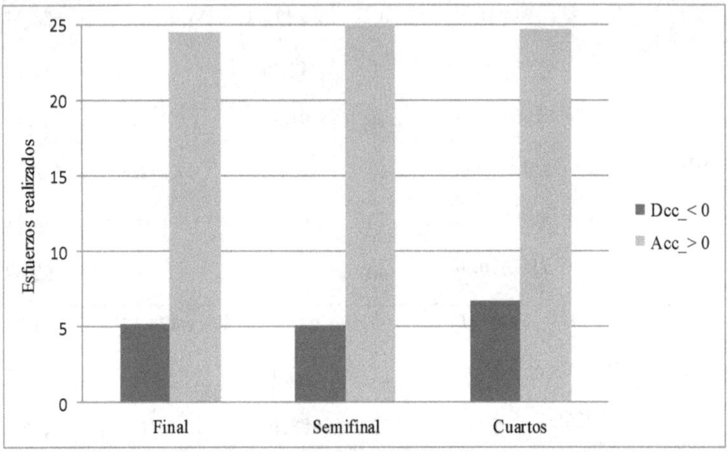

Figura 4.2.2.2.a. Número de esfuerzos realizados según la eliminatoria del torneo disputada.

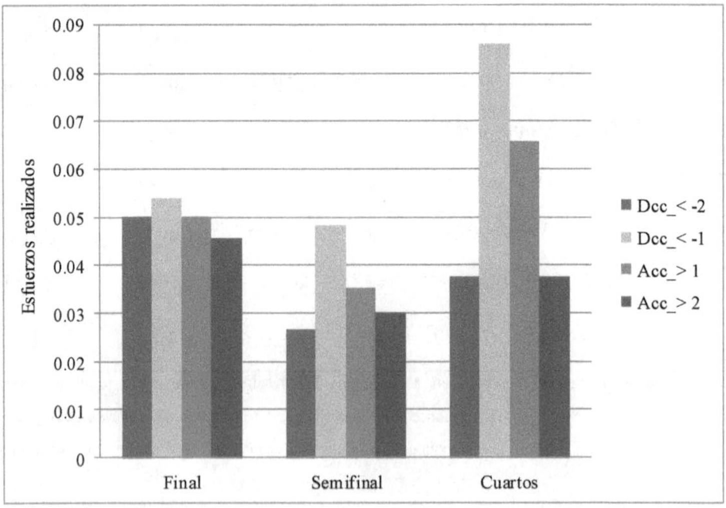

Figura 4.2.2.2.b. Número de esfuerzos realizados según la eliminatoria del torneo disputada.

4.3. Estudio 3: resultados sobre las demandas físicas de la competición frente al entrenamiento

En el siguiente apartado se van a presentar los resultados procedentes de la comparación entre los entrenamientos (n=43) y los partidos de competición (n=137), con el objetivo de conocer si existen o no diferencias entre ambas. Para esta ocasión solo se escogieron los registros de los partidos que se disputaron en pista dura, debido a que no se ha tenido acceso a entrenamientos disputados en tierra batida (ver Tabla 3.4). De esta manera se ha pretendido homogeneizar la muestra.

4.3.1. Demandas físicas de la dimensión velocidad

En lo que respecta a la distancia recorrida por minuto (DTmin), se puede observar en la Tabla 4.3.1 como en los partidos de competición los jugadores recorrieron mucha más distancia que en las sesiones de entrenamientos (45,76 ±7,02 vs. 34,51 ±7,71 $m \cdot min^{-1}$; ES=0,61). Sin embargo, si tomamos en cuenta la velocidad media, fue significativamente superior (V_{med} 3,37 ±0,90 vs. 2,97 ±0,45 $m \cdot s^{-1}$; ES=0,27) en los entrenamientos. De la misma forma que la velocidad máxima (V_{max}= 4,23 ±0,58 vs. 4,35 ±0,64 $m \cdot s^{-1}$; ES=-0,09) alcanzada por los jugadores, la cual fue ligeramente superior en las sesiones de entrenamientos.

Tabla. 4.3.1. Valores de las variables e indicadores globales de la dimensión velocidad.

Tipo de juego	Variables	N	Media	ds	CV (%)
	Duración (min)	137	85,37	104,37	122,26
	Juegos	137	18,33	5,68	30,99
	DT (m)	137	3473,48	1494,23	43,01
Partido de	DTmin ($m \cdot min^{-1}$)	137	45,76[a]	7,02	15,34
competición	V_{max} ($m \cdot s^{-1}$)	137	4,23	0,58	13,71
	V_{med} ($m \cdot s^{-1}$)	137	2,97	0,45	15,15
	W:R ($UA \cdot min^{-1}$)	137	5,36	3,15	58,77

Tipo de juego	Variables	N	Media	ds	CV (%)
	EI (UA·min^{-1})	137	0,17	0,04	23,53
	Duración (min)	43	100,87	24,35	24,14
	Juegos	43	n,d,	n,d,	n,d,
	DT (m)	43	3522,09	1161,86	32,96
Entrenamiento	DTmin (m·min^{-1})	43	34,51	7,71	22,34
	V_{max} (m·s^{-1})	43	4,35	0,64	14,71
	V_{med} (m·s^{-1})	43	3,37^{b}	0,90	26,71
	W:R (UA·min^{-1})	43	2,97	1,09	36,70
	EI (UA·min^{-1})	43	0,14	0,04	28,57

Nota: Duración es duración total en minutos; Juegos es número de juegos por partido; DT es distancia total recorrida; DTmin es distancia recorrida por minuto; V_{max} es la velocidad máxima; V_{med} es la velocidad media; W:R es ratio trabajo:descanso; EI es Exertion index; EImin es Exertion index por minuto; y, a representa diferencias significativas ($p<0,05$) Partido>Entrenamiento. b representa diferencias significativas ($p<0,05$) Entrenamiento> Partido.

En la Figura 4.3.1 viene representada la distancia recorrida por minuto a diferentes rangos de velocidad. En general, en todos los rangos de velocidad, los jugadores recorrieron más metros por minuto durante los entrenamientos que en los partidos de competición, incluso aparecen diferencias significativas en el rango de velocidad Colocación (0,0-0,5 m·s^{-1}), donde los jugadores recorrieron 18,87 ±5,60 m·min^{-1} en entrenamientos, mientras que en partidos de competición recorrieron 9,88 ±5,70 m·min^{-1}; ES=0,66.

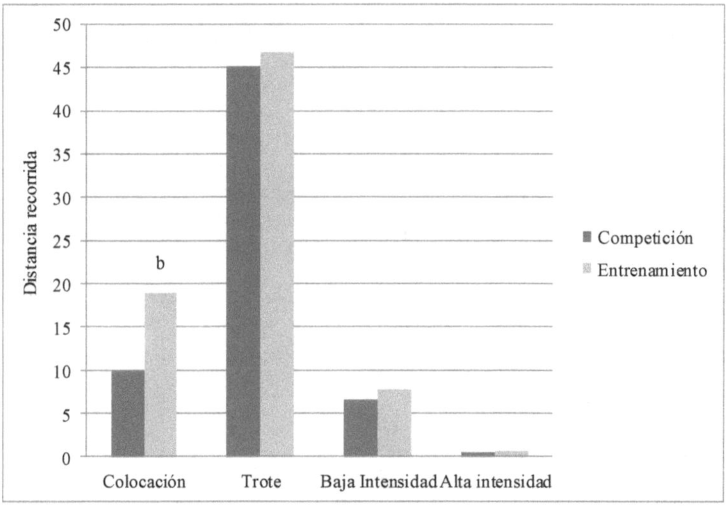

Figura 4.3.1. Distancia recorrida por minuto en diferentes rangos de velocidad según la modalidad disputada (competición o entrenamiento). b representa diferencias significativas ($p<0,05$) Entrenamiento>Competición.

El porcentaje de tiempo y distancia recorrida por los jugadores aparece reflejado en la Figura 4.3.1.1. Nuevamente, se puede observar como existió una predominancia en el tiempo y en la distancia en las zonas de velocidad más baja, Colocación (0,0-0,5 $m \cdot s^{-1}$) y Trote (0,6-1,9 $m \cdot s^{-1}$), tanto en los entrenamientos como en la competición. Mientras que los jugadores recorrieron poca distancia y pasaron poco tiempo en zonas de velocidades más elevadas, Baja intensidad (2,0-3,7 $m \cdot s^{-1}$) y Alta intensidad (3,8-5,0 $m \cdot s^{-1}$). Analizando las diferencias entre el entrenamiento y la competición, se pueden apreciar diferencias significativas en el rango de velocidad Colocación (0,0-0,5 $m \cdot s^{-1}$), donde los jugadores recorrieron más metros (26,65 ±6,67 vs. 18,04 ±7,19 %; ES=0,52), y pasaron más tiempo (61,49 ±9,31 vs. 49,42 ±7,31 %; ES=0,59) en los entrenamientos que en los partidos. Sin embargo, en el rango de velocidad Trote (0,6-1,9 $m \cdot s^{-1}$), los jugadores obtuvieron valores significativamente superiores tanto en distancia (72,02 ±7,63 vs. 62,02 ±4,95 %; ES=0,65) como en tiempo (47,25 ±6,71 vs. 34,19 ±8,48 %; ES=0,67), en partidos de competición frente a los entrenamientos. Por último, los jugadores recorrieron más metros en los entrenamientos que en los partidos en las zonas de mayor velocidad, Baja intensidad (2,0-3,7 m·s^{-1}) y Alta intensidad (3,8-5,0 m·s^{-1}).

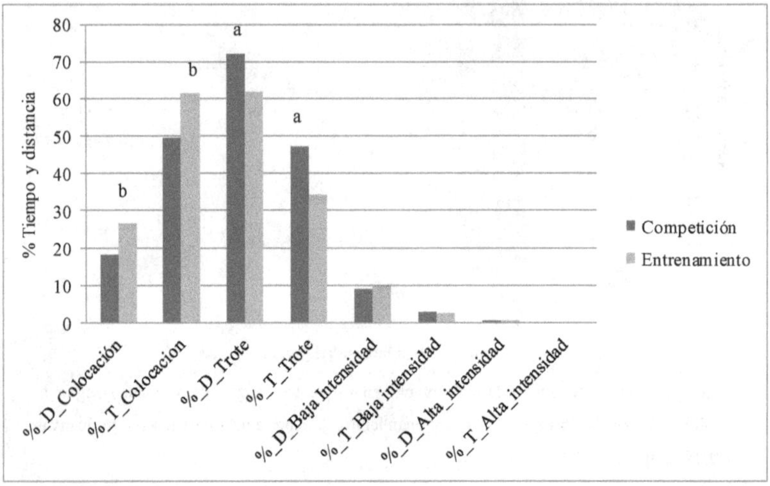

Figura 4.3.1.1. Porcentaje de tiempo y distancia recorrida según la modalidad (competición o partido). a: representa diferencias significativas (p<0,05) Competición>Entrenamiento y b: representa diferencias significativas (p<0,05) Competición<Entrenamiento.

4.3.2. Demandas físicas de la dimensión aceleración

Las variables pertenecientes a la dimensión de la aceleración, como el porcentaje de distancia recorrida acelerando (%DT_Acc= 89,17 ±15,80 vs. 81,49 ±6,72 %; ES=0,33), la distancia acelerada por minuto (DT_Accmin= 40,81 ±8,69 vs. 28,76 ±8,03 m·min^{-1}; ES=0,60) y el Player load por minuto (PLmin= 7,44 ±3,47 vs. 5,79 ±1,42 UA·min^{-1}; ES=0,42), obtuvieron valores superiores durante los partidos de competición frente a las sesiones de entrenamiento.

Tabla. 4.3.2. Valores de las variables e indicadores globales de la dimensión aceleración.

Tipo de juego	Variables	N	Media	ds	CV (%)
Partido de competición	DT_Acc (m)	137	3055,35	1387,02	45,40
	DT_Accmin (m·min^{-1})	137	40,81[a]	8,69	21,29
	%DT_Acc (%)	137	89,17[a]	15,80	17,72
	DT_Es (m)	137	4439,25	2117,40	47,69
	DT_Esmin (m·min^{-1})	137	60,65[a]	24,03	39,62
	PLmin (UA·min^{-1})	137	7,44[a]	3,47	46,64
Entrenamiento	DT_Acc (m)	43	2897,42	1019,40	35,17
	DT_Accmin (m·min^{-1})	43	28,76	8,03	27,92
	%DT_Acc (%)	43	81,49	6,72	8,25
	DT_Es (m)	43	4367,79	1226,27	28,07
	DT_Esmin (m·min^{-1})	43	45,92	17,34	37,76
	PLmin (UA·min^{-1})	43	5,79	1,42	24,53

Nota: DT_Acc es distancia recorrida en aceleración; DT_Accmin es distancia total recorrida en aceleración por minuto; %DT_Acc es el porcentaje de la distancia total recorrida en aceleración; DT_Es: la distancia estimada; DT_Esmin: la distancia estimada por minuto; PLmin es el player load por minuto; y a representa diferencias significativas (p<0,05) Competición>Entrenamiento.

Las Figuras 4.3.2.a y 4.3.2.b, muestran el número de esfuerzos realizados por minuto por los jugadores en cada rango de aceleración, encontrando diferencias significativas en la totalidad de los rangos analizados. Así pues, se puede observar como en la competición los jugadores desarrollaron un mayor número de esfuerzos en todos los rangos de aceleración, acentuándose dichas diferencias en los rangos Dcc_<-1 y Acc_>1_esf·mn^{-1}.

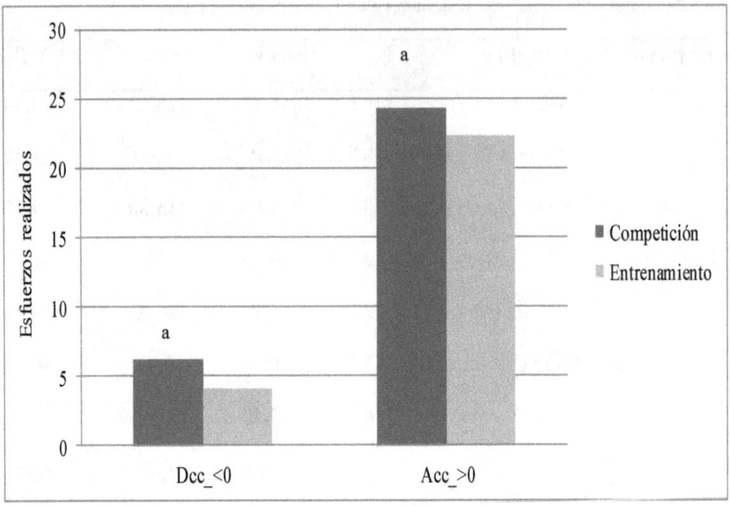

Figura 4.3.2.a. Esfuerzos realizados en diferentes rangos de aceleración y deceleración según la modalidad disputada (competición o partido). a: representa diferencias significativas (p<0,05) Competición>Entrenamiento.

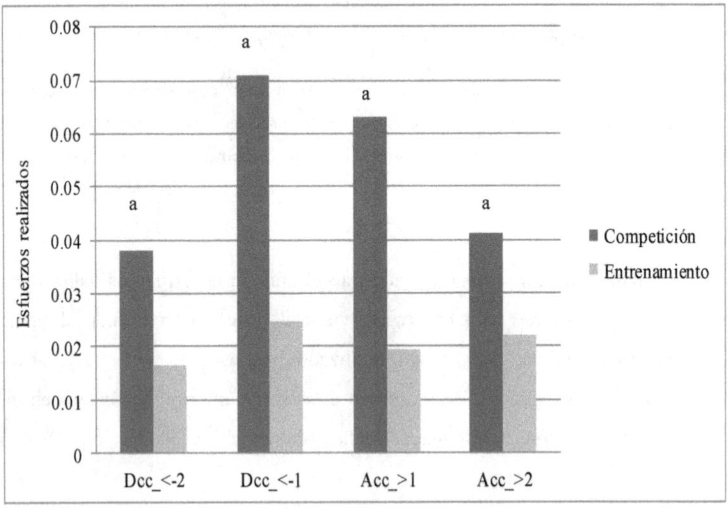

Figura 4.3.2.b. Esfuerzos realizados en diferentes rangos de aceleración y deceleración según la modalidad disputada (competición o partido). a: representa diferencias significativas (p<0,05) Competición>Entrenamiento.

CAPÍTULO 5

Discusión

En el presente capítulo se va a desarrollar la discusión del trabajo en función de los resultados obtenidos y descritos en el apartado anterior. A diferencia del capítulo anterior, el discurso que se propone se organizará en función de las dos dimensiones principales que conforman el trabajo. En primer lugar, se discutirán los resultados sobre las variables pertenecientes a la dimensión de velocidad y en segundo lugar, las variables referentes a la dimensión de aceleración, teniendo en cuenta en cada uno de los apartados las diferentes variables independientes que han sido analizadas. Este cambio en la estructura del presente capítulo, pretende diferenciar y facilitar la interpretación de la información debido al gran protagonismo que tienen las aceleraciones en el deporte del tenis.

5.1. Discusión sobre las variables de la dimensión velocidad

En primer lugar, analizando los resultados globales obtenidos es interesante aclarar que aparecieron grandes desviaciones típicas en los valores de variables como la distancia total recorrida (DT) o la duración de los partidos (Duración). Esto se debió a que en tenis no hay una duración establecida de los partidos, disputándose hasta alcanzar una puntuación límite, al contrario que en otros deportes como por ejemplo el fútbol, donde la duración de los partidos está establecida por el reglamento. Por lo tanto, este hecho desembocó en obtener unos valores con grandes desviaciones típicas, por lo que se decidió relativizar todos los resultados, es decir, tener en cuenta el tiempo que duró cada partido con el objetivo de poder realizar comparaciones entre los mismos.

La duración total (Duración) de los partidos de tenis, disputados al mejor de tres sets, fue similar a los resultados encontrados por otros autores (Fernández-Fernández et al., 2009a; Hoppe et al., 2014; Murias et al., 2007). A raíz de una revisión realizada por Fernández-Fernández et al. (2009a) concluyeron que la duración media de un partido de tenis superó la hora, encontrando unos valores medios de 90 minutos, lo que concuerda con los resultados de la presente investigación. En tenis la duración de los partidos depende de diferentes variables, como la superficie donde se disputan los partidos (Girard et al., 2004; Hornery et al., 2007). La duración de los juegos sobre superficie rápida (Hornery et al., 2007) es inferior que los disputados sobre superficie de tierra batida (Fernández-Fernández, Sanz-Rivas, Fernández-García y Méndez-Villanueva, 2008), lo que concuerda con los presentes resultados. Otras variables que afectan a la duración de los partidos son la eliminatoria del torneo y el ranking de los jugadores, encontrando una mayor duración en las eliminatorias finales de los torneos (semifinal y final) y en los partidos disputados por jugadores de mayor nivel, donde quizás el aumento de la dificultad en dichos partidos, implica que los jugadores se empleen a fondo, parar intentar vencer los puntos. Sin embargo, el aumento de la duración en los partidos disputados por jugadores de mayor nivel, no coincide con lo encontrado por Fernández-Fernández et al. (2006 y 2009b), ya que sostienen que los juegos disputados entre jugadores de mayor nivel son más cortos porque golpean las bola más fuerte, necesitando pocos golpeos para terminar los puntos. Sin embargo, la concurrencia del aumento de la duración de los partidos, tanto en las eliminatorias finales como en los partidos disputados entre jugadores de mayor ranking, parece ser razón suficiente como pensar que estas eliminatorias presentan una mayor intensidad. Otra variable a tener en cuenta en el análisis de la duración de los partidos fue el sexo de los participantes, donde la duración de los partidos disputados por jugadores masculinos fue superior a la de los partidos del sexo femenino, concordando así con el estudio de Brown y O'Donoghue (2008), quienes encontraron que la duración de los juegos de los cuatro grandes torneos a nivel mundial fue mayor en los partidos pertenecientes al sexo masculino, excepto en Wimbledon. Sin embargo, esta afirmación está en desacuerdo con Fernández-Fernández et al. (2006), quienes aseguran que las jugadoras femeninas disputaron juegos más extensos que los jugadores masculinos. Por último, en lo que a categoría se refiere, fueron los jugadores cadetes los que obtuvieron una mayor duración en sus partidos respecto a la media, lo que junto al menor número de juegos disputados, podría indicar una mayor competitividad en dicha categoría. Otra variable analizada, fue el número de juegos (Juegos) disputados, donde aparecieron diferencias entre las sucesivas eliminatorias. Aumentó el número de juegos disputados al comparar los cuartos de final con la final del torneo, coincidiendo con el aumento nuevamente significativo del número de juegos disputados por los jugadores masculinos frente a las jugadoras femeninas, lo que nuevamente coincide con la afirmación de que existe una mayor intensidad en los partidos del sexo masculino (Del Corral, 2009).

La distancia recorrida (DT) por los jugadores en partidos oficiales de competición fue diferente a lo encontrado por Fernández-Fernández et al. (2009a) y Murias et al. (2007), mientras que Hoppe et al. (2014) obtuvieron unos resultados similares a los del presente trabajo. En referencia al trabajo de Fernández-Fernández et al. (2009b), los investigadores obtuvieron que los jugadores de nivel avanzado y recreacional recorrieron 3.569 ±532 m y 3.174 ±226 m, respectivamente. Este dato concuerda con los valores encontrados en el presente trabajo al analizar el nivel competitivo de los jugadores, donde aparecieron diferencias significativas, recorriendo una mayor distancia los jugadores que ocupaban mejores posiciones en el ranking.

Otra variable determinante para conocer la distancia recorrida es la superficie donde se disputan los partidos. Murias et al. (2007) concluyeron que los jugadores adolescentes de tenis corrieron 1.447 ±143 m sobre tierra batida y 1.199 ±168 m en superficie rápida, durante los 60 minutos de duración que tuvieron los partidos simulados, lo que difiere de lo encontrado en nuestro trabajo. Estas diferencias podrían tener su justificación en las diferencias existentes en los procedimientos de registro utilizados en los diferentes trabajos, ya que Murias et al. (2007) sólo evaluaron la distancia recorrida por los jugadores cuando la bola estaba en movimiento, es decir, analizaron el tiempo efectivo de juego, mientras que en la presente investigación y en el trabajo de Fernández-Fernández et al. (2009b) se contabilizó la distancia recorrida por los jugadores en los cambios de campo así como los posibles desplazamientos realizados para recoger las bolas. En esta misma línea, Comellas y López (2001) demostraron que el tiempo efectivo de juego en partidos de competición absolutos en tenis ascendía hasta el 22 % de la duración total del partido, mientras que Fernández-Fernández et al. (2009a) precisaron que sobre superficie rápida el tiempo efectivo de juego es de un 10-15 % y sobre tierra batida asciende hasta el 30 %.

La distancia recorrida, tal y como afirma Hornery et al. (2007) puede estar condicionada por el patrón o estilo de juego de los jugadores. Por ejemplo, los jugadores masculinos tienen mayor precisión en su saque mientras que las chicas presentan un juego donde predomina el intercambio desde la línea de fondo (Fernández-Fernández et al., 2009a). En lo que respecta a la distancia recorrida según la categoría a la cual pertenecen los jugadores, fueron los de la categoría cadete los que se desplazaron durante más metros por minuto que el resto de jugadores de otras categorías durante un menor número de juegos, lo que podría indicar que los partidos de esta categoría fueron los más competitivos. Sin embargo, esto se contrapone a la idea de Comellas y López (2001), quienes concluyeron que la distancia recorrida por los jugadores en un partido depende del número de juegos de los partidos, es decir, consideran que los jugadores recorren más metros cuando juegan un mayor número de juegos. Pero los resultados de nuestro estudio demuestran que no siempre es así, puesto que los jugadores cadetes disputaron menos juegos que los jugadores infantiles y recorrieron más distancia por unidad de tiempo. Por ello, es importante relativizar los valores de las variables en función de la duración del partido, tal y como se ha hecho en el presente trabajo. Por último, en relación a la modalidad de juego, fueron los partidos de competición donde los jugadores recorrieron más metros por unidad de tiempo, ya que en los entrenamientos los jugadores pasan mucho tiempo parados recibiendo explicaciones e indicaciones por parte de los entrenadores.

Cabe destacar el análisis de dos variables en relación a la velocidad a la que se desplazaron los jugadores, como son, la velocidad máxima (V_{max}) y la velocidad media (V_{med}). Los resultados obtenidos en la V_{max} de los jugadores fueron similares a los resultados obtenidos por Hoppe et al. (2014) en partidos simulados disputados por tenistas adolescentes, sin embargo existieron grandes diferencias en lo que a V_{med} se refiere, donde sus resultados no superaron los 1,0 $m \cdot s^{-1}$, lo que difiere de nuestros resultados, los cuales muestran que los valores oscilaron entre las diferentes categorías entre 2,90 y 3,01 $m \cdot s^{-1}$.

Al analizar dichas variables en función de la superficie donde se disputaron los partidos, cabe destacar que tanto la velocidad máxima como la velocidad media fueron significativamente superiores en los partidos disputados sobre pista rápida. El nivel de los jugadores creemos pudo influir en los valores obtenidos en lo que a velocidad máxima y media se refiere. La velocidad máxima fue superior en los jugadores de mayor ranking, mientras que los registros de velocidad media fueron superiores en los jugadores de menor nivel, resultados similares a los encontrados por Castillo-Rodríguez (2012), quien analizó las tres primeras categorías absolutas de pádel, lo que podría indicar que estos jugadores son menos eficientes en su juego y, por ello, deben desplazarse más rápido que los jugadores de mayor nivel para intentar mantener el intercambio (Del Villar et al., 2007).

Nuevamente, atendiendo a la eliminatoria del torneo, los valores de ambas variables (V_{max} y V_{med}) aumentaron con el paso de los partidos. El sexo de los participantes también propició diferencias en la velocidad máxima y media alcanzada por los jugadores, siendo ambas variables significativamente superiores en el sexo masculino, lo que coincide con lo encontrado por Castillo-Rodríguez et al. (2014) en pádel, donde los jugadores masculinos superaron a las jugadores femeninas en lo que a valores de velocidad se refiere.

Por otro lado, tanto la V_{max} como la V_{med} fueron superiores en los entrenamientos frente a la competición, esto pudo deberse a que durate los entrenamientos se diseñan tareas basadas en repeticiones constantes de golpeos continuos. En otros casos, el entrenador lanza un una o dos bolas, exigiendo al tenista despalzarse lo más rápido posible para llegar a golpearlas, esta secuencia varias veces. Reid et al. (2007) analizaron las demandas físicas y las características del rendimiento en diferentes ejercicios de tenis, pero al compararlos con los datos encontrados en el presente trabajo, cabe destacar las diferencias que hay en la velocidad media de los jugadores, siendo muy superiores en nuestro trabajo. Estas diferencias podrían deberse, a las diferencias entre el nivel y la edad de los participantes, se trataba de participantes con una edad media de 22± 0,6 años, y a que los ejercicios analizados por estos autores consistían en desplazarse durante 30 y 60 segundos, mientras que los entrenamientos analizados en el presente trabajo se caracterizaron por tener una alta intensidad en sus desplazamientos, ya que estaban ubicados temporalmente muy cerca del torneo más importante de la temporada.

El porcentaje de tiempo y distancia recorrida (%_DT·min) por los jugadores en diferentes zonas de velocidad ha sido otra de las variables que permite describir las demandas físicas de los tenistas. Los valores de dichas variables se caracterizaron por otorgar un mayor protagonismo a las zonas de menor intensidad como Colocación (0,0-0,5 $m \cdot s^{-1}$) y Trote (0,6-1,9 $m \cdot s^{-1}$), en relación al resto de intensidades, lo que concuerda con el estudio de Baiget, Fernández-Fernández, Iglesias y Rodríguez (2015), quienes afirmaron que el 77 % del tiempo los jugadores de alto nivel permanecieron en los umbrales ventilatorios más bajos, el 20 % del tiempo en umbrales que miden intensidades moderadas y tan sólo un 3 % en intensidades muy altas. Dichos resultados pueden compararse con los encontrados en fútbol (Buchheit et al., 2010; Osgnach, Poser, Bernardini, Rinaldo y Di Prampero, 2009) o en cricket (Petersen et al., 2010), donde los jugadores recorrieron la mayor parte de la distancia total por debajo de 2,0 $m \cdot s^{-1}$. Sin embargo, la distancia recorrida por encima de 2,0 $m \cdot s^{-1}$ no fue similar a lo encontrado en nuestro estudio. En lo referente a deportes de raqueta, se observó una tendencia similar en pádel (Castillo-Rodríguez et al., 2014) y en tenis (Hoppe et al., 2014), donde la mayor parte de la distancia se recorrió en la zona conocida como Trote (0,6-1,9 $m \cdot s^{-1}$), seguido de la zona denominada como Colocación (0,0-0,5 $m \cdot s^{-1}$). Probablemente, la distancia recorrida por los jugadores mientras recogen las bolas o cuando cambian de campo, al ser recorridas a muy baja intensidad, contribuyeron a la obtención de dichos resultados.

En relación con las zonas de mayor intensidad, Baja intensidad (2,0-3,7 $m \cdot s^{-1}$) y Alta intensidad (3,8-5,0 $m \cdot s^{-1}$), los resultados fueron similares en pádel (Castillo-Rodríguez et al., 2014) y en tenis (Hoppe et al., 2014). La superficie de juego fue una variable determinante a la hora de conocer el porcentaje de tiempo y distancia que los jugadores recorrieron en cada zona de velocidad, ya que los jugadores se desplazaron significativamente un mayor porcentaje de metros y tiempo en el rango Colocación (0-0,5 $m \cdot s^{-1}$) sobre tierra batida frente a superficie dura. Fernández-Fernández et al. (2010) concluyeron que la velocidad del golpeo fue inferior sobre tierra batida al compararlo con los golpeos sobre pista rápida. En consecuencia, la velocidad del golpeo podría depender de la superficie sobre la que se disputan los partidos y, por consiguiente, de la velocidad del bote de la bola, siendo ésta menor sobre tierra batida. Este hecho permite a los tenistas desplazarse durante más tiempo y colocarse mejor en pista, para golpear la bola con mayor fuerza. En definitiva, en la misma línea que concluyen Fernández-Fernandez et al. (2009a), los jugadores al golpear la bola en sus partidos disputados sobre superfice rápida tienen menos tiempo para colocarse debido al rápido bote de la bola y sus golpeos son menos fuertes que los efectuados sobre tierra batida. Respecto a uno de los rangos de mayor velocidad como el de Baja Intensidad (2,0-3,7 $m \cdot s^{-1}$), se observaron diferencias significativas entre ambas superficies, siendo superior el porcentaje de tiempo y distancia recorrida a esta intesidad sobre superficie rápida. Además, dichos resultados se repiten en el rango Alta intensidad (3,8-5,0 $m \cdot s^{-1}$), lo que corrobora que los jugadores sobre superficie rápida se desplazaron más rapido que sobre tierra batida, siendo más común la velocidad de desplazamiento Trote (0,5-1,9 $m \cdot s^{-1}$) en ambas superficies, lo que concuerda con el estudio de Hoppe et al. (2014), quienes demostraron que la mayoría de la distancia recorrida por tenistas adolescentes fue recorrida entre 1 y 2 $m \cdot s^{-1}$.

Es interesante destacar que los jugadores de mayor ranking recorrieron más metros por minuto que los jugadores de menor nivel en los rangos de Baja intensidad (2,0-3,7 $m \cdot s^{-1}$) y Alta intensidad (3,8-5,0 $m \cdot s^{-1}$), provocando que los jugadores de mayor ranking se desplazasen, en general, más metros por minuto que los jugadores de menor nivel. Estos datos están en desacuerdo con lo encontrado por Castillo-Rodríguez (2012) en pádel y por Fernández-Fernández et al. (2009b) en tenis, quienes describieron que los jugadores de menor nivel se movieron más metros a altas intensidades (1,2-3,3; 3,3-5,0; 5,0-6,7; >6,7 $m \cdot s^{-1}$).

En referencia a la eliminatoria del torneo disputada, se demostró que el porcentaje de distancia recorrida en el rango más alto de velocidad como Alta

Intensidad (3,8-5,0 $m \cdot s^{-1}$) fue superior en las eliminatorias finales, donde aparecieron diferencias significativas respecto a eliminatorias anteriores. Además, es pertinente resaltar que los jugadores masculinos recorrieron más metros en todas las zonas de velocidad que las jugadoras femeninas, lo que ya quedaba reflejado en una mayor distancia recorrida por unidad de tiempo en el sexo masculino. Por último, en los entrenamientos se recorrieron más metros en el rango más bajo de velocidad, Colocación (0,0-0,5 $m \cdot s^{-1}$), debido a que los jugadores en los entrenamientos recorren muchos metros recogiendo gran cantidad de bolas o cambiando su posición en la pista para realizar los diferentes ejercicios de entrenamiento. Sin embargo, la distancia recorrida por unidad de tiempo en otros rangos de velocidad más intensos como Trote (0,5-1,9 $m \cdot s^{-1}$) y Baja Intensidad (2,0-3,7 $m \cdot s^{-1}$) fue parecida e incluso superior en los partidos de competición frente a los entrenamientos, mostrando así nuevamente una mayor exigencia la competición frente a las sesiones de entrenamiento.

5.2. Discusión sobre las variables de la dimensión aceleración

El tenis es un deporte donde las dimensiones de la pista son muy pequeñas comparándolo con otros deportes y esto impide a los jugadores alcanzar grandes velocidades, por esta razón se le debe otorgar una mayor importancia a las aceleraciones realizadas por los tenistas (Galé-Ansodi, 2014). Además, la falta de trabajos que hayan estudiado la dimensión aceleración de los jugadores de tenis, ha dificultado establecer comparaciones entre nuestros resultados con otros estudios.

Consideramos interesante el dato obtenido en el presente estudio que indica que más del 85 % de la distancia total fue recorrida por los jugadores mediante aceleraciones, lo que puede ser debido a la escasa dimensión de la pista de tenis. Por lo tanto, esta dimensión deberá de ser objeto de análisis para poder describir de forma precisa las demandas físicas de los jugadores de tenis. Sin tener en cuenta la variable independiente analizada, el porcentaje de distancia recorrida (%DT_Acc) por los jugadores mediante aceleraciones osciló entre 78 y 91 %. Estos datos variaron dependiendo de las variables analizadas. Por ejemplo, existieron diferencias significativas en los partidos disputados sobre superficie rápida frente a los disputados sobre tierra batida, lo que indica una predominancia de las aceleraciones sobre pista rápida. Desde la óptica del nivel competitivo de los jugadores, fueron los de mayor nivel los que recorrieron más metros acelerando. Quizás este sea un indicador de que los mejores jugadores tienen la capacidad de acelerar durante más metros que los jugadores de menor nivel. Además, destaca el dato referente al sexo, que indica que las jugadoras femeninas recorrieron más distancia acelerando que los jugadores masculinos, y lo hicieron en todas las intensidades evaluadas. Davey, Thorpe y Williams (2003) analizaron la frecuencia cardiaca obtenida en jugadores de tenis de ambos sexos, concluyendo que las jugadoras femeninas alcanzaron un porcentaje de frecuencia cardiaca más alta que los jugadores masculinos, lo que puede indicar que el juego de las jugadoras se caracterizó por esfuerzos más intensos o por un mayor número de esfuerzos y recuperaciones incompletas, acciones muy comunes en tenis. Finalmente, los partidos de competición se caracterizaron por presentar diferencias significativas en lo que a porcentaje de distancia acelerada se refiere, siendo superior la distancia acelerada en dichos partidos frente a los entrenamientos.

Otra variable que conforma la presente dimensión, es la distancia estimada por minuto (DT_Es min), la cual superó en un 27 % la distancia real recorrida por los jugadores. Debido a la falta de estudios en tenis que analicen la distancia estimada, se decidió compararlo con los datos precedentes de otras disciplinas deportivas como el fútbol. En referencia a este aspecto, se encontró que nuestros resultados coincidían con lo encontrado por Osgnach et al. (2009) en fútbol, donde nuevamente la distancia estimada fue superior que la distancia real recorrida por los jugadores en partidos oficiales de competición. Osgnach et al. (2009) concluyeron que la distancia estimada o equivalente de los jugadores de futbol superó en un 20 % a la distancia real recorrida. Por esta razón, Osgnach et al. (2009) y Coutts, Kempton, Sullivan, Bilsborough, Cordy y Rampinini (2014) recomiendan el uso de dicha variable, ante el uso de la distancia total, para el conocimiento de las demandas física. Por lo tanto, esta variable (DT_Es min) tendrá que ser tenida en cuenta a la hora de establecer las demandas físicas de los jugadores de tenis en competición. Comparando los valores obtenidos entre las diferentes categorías, fueron los jugadores cadetes los que obtuvieron una mayor distancia estimada por minuto, frente a los jugadores infantiles que fueron los que menos valores obtuvieron. Este dato coincide con el porcentaje de distancia acelerada por minuto, por lo que los jugadores cadetes desarrollaron unas aceleraciones superiores al resto de categorías. En cambio, los jugadores infantiles hicieron lo contrario. Los resultados procedentes de partidos disputados sobre pista rápida permitieron observar una mayor distancia estimada por unidad de tiempo frente a los partidos disputados en tierra batida, coincidiendo nuevamente con los datos comentados anteriormente sobre la distancia recorrida por minuto en ambas superficies. Por tanto, aquellas situaciones donde predominen las aceleraciones realizadas por los jugadores, tendrán valores elevados en distancia estimada por minuto, tal y como ocurre en los partidos de competición frente a los entrenamientos.

Otro aspecto interesante de la presente dimensión es la posibilidad de diferenciar rangos de aceleraciones (Acc_>0_m·s^{-2}, Acc_>1_m·s^{-2} y Acc_>2_m·s^{-2}) y deceleraciones (Dcc_<0_m·s^{-2}, Dcc_<-1_m·s^{-2} y Dcc_<-2_m·s^{-2}), ya que analizándolas por separado, las aceleraciones fueron superiores a las deceleraciones en los mismos rangos de intensidad durante los partidos de tenis. Estos resultados difieren con la conclusión de Buchheit et al. (2010) encontrada en fútbol, quienes demostraron que fueron las deceleraciones las que predominaron sobre las aceleraciones en los mismos rangos de intensidad. Sin embargo, sí que hubo concordancia con los resultados de otros estudios llevados a cabo con tenistas, ya que Hoppe et al. (2014) demostraron que las distancia acelerada a Acc_>_2_m·s^{-2} fue superior a la distancia decelerada a Dcc_<_ -2_m·s^{-2}. Teniendo en cuenta la categoría de los jugadores, se encontraron diferencias significativas en la categoría cadete en los rangos de deceleración Dcc_<-1_m·s^{-2} y aceleración Acc_>1_m·s^{-2}, frente a lo encontrado en la categoría alevín. En función de la superficie donde se disputaron los partidos, los resultados mostraron que los partidos sobre superficie rápida implicaron un mayor número de esfuerzos acelerando y decelerando en todos los rangos analizados, pero estas diferencias se incrementaron en los rangos de mayor intensidad, en especial entre Acc_>1;Dcc_<-1 y Acc_>2;Dcc_<-2 m·s^{-2}, tal y como sucede en otras disciplinas deportivas cuando se trabaja con espacios reducidos (Castellano y Casamichana, 2014; Gaudino, Alberti e Iaia, 2014), adquiriendo los movimientos explosivos un mayor protagonismo en las demandas físicas de los jugadores (Pieper et al., 2007). En esta misma línea, podría concluirse que los partidos sobre tierra batida se caracterizan por movimientos continuos de baja intensidad, mientras que los disputados sobre superficie rápida se caracterizan por presentar un gran número de aceleraciones y deceleraciones a altas intensidades no coincidiendo con lo encontrado por Fernández-Fernández et al. (2010), quienes no detectaron ninguna diferencia en las demandas fisiologicas de tenistas de alto nivel entre ambas superficies. Sin embargo, otros estudios (Fernández-Fernández et al., 2010; Martin et al., 2011; Reid et al., 2013) encontraron que el nivel de lactato sanguíneo y la frecuencia cardiaca de los tenistas de alto nivel fue superior en partidos sobre tierra batida, probablemente debido a que la duración de los juegos fue más larga, lo que pudo implicar moverse más lentamente que en superficie rápida, concordando así con nuestros resultados o bien por las diferencias en los descansos, siendo más cortos los descansos sobre tierra batida, incrementando así el tiempo efectivo de juego sobre este tipo de superficies (Hornery et al., 2007; O'Donoghue e Ingram, 2001).

El nivel de los jugadores puede ser otro de los factores que influye en las aceleraciones desarrolladas por los tenistas. Castillo-Rodríguez (2012) encontró que los jugadores de pádel de categorías inferiores realizaron un mayor número de esfuerzos acelerando y decelerando a intensidades superiores a < -1- -2 y >1-2 $m \cdot s^{-2}$, que los jugadores de mayor nivel. Este dato coincide con los resultados encontrados en tenis, lo que puede deberse a la necesidad de los jugadores de menor nivel a realizar más esfuerzos a altas intensidades para devolver las bolas e intentar imponerse en el transcurso de los juegos. Quizás las habilidades técnicas y decisionales de los jugadores influyan en los patrones de movimiento (Palut y Zanone, 2005). Si nos centramos en las habilidades técnicas, Downey (1973), Hughes (1985) y Sanderson y Way (1977) utilizaron el análisis notacional para describir los patrones de movimiento en tenis, concluyendo que sus habilidades técnicas y tácticas influirán en su juego. Hughes, Wells y Matthews (2000) concluyeron que las jugadoras de squash internacionales regían su juego por un patrón determinado, mientras que las jugadoras de nivel amateur no tenían ningún patrón de juego determinado. Además, Hughes y Franks (1994) analizaron los movimientos realizados por las mejores jugadoras del ranking internacional de squash, demostrando que la número uno del ranking aceleraba un 50 % más rápido que el resto de jugadoras. Quizás la capacidad de aceleración sea un buen indicador del rendimiento de los jugadores en deportes de raqueta. Los partidos disputados por jugadoras femeninas se caracterizaron por presentar un mayor número de aceleraciones y deceleraciones en todos los rangos analizados, bien por las condiciones del juego o porque éstas son capaces de acelerar más rápido que los jugadores de sexo masculino. Por último, en lo que a modalidad de juego respecta, los resultados indicaron que los partidos de competición se caracterizaron por presentar un elevado número de esfuerzos acelerando frente a las sesiones de entrenamiento. Por tanto, parece que los partidos de competición tienen unas demandas diferentes a las sesiones de entrenamiento, y que éstas deberían caracterizarse por la presencia de un número más elevado de aceleraciones y no velocidades tan altas. Sin embargo, este dato difiere de la investigación de Fernández-Fernández et al. (2005), quienes compararon los ejercicios habituales de entrenamiento con las exigencias de la competición, demostrando que la carga interna, medida a partir de la FC, de los ejercicios técnicos de entrenamiento en pista fueron significativamente superiores a los valores en competición. Este es uno de los motivos por los que consideramos necesario conocer las demandas físicas (carga externa) como complemento a las demandas fisiológicas (carga interna), debido a que similares cargas internas, medidas mediante la frecuencia cardíaca, podrían conseguirse a partir de demandas físicas con diferente contenido neuromuscular (aceleraciones y velocidades). Similar línea argumental fue propuesta por Casamichana y Castellano (2011) quienes compararon partidos de competición con entrenamientos en fútbol. En dicho trabajo concluyeron que dependiendo de la dimensión analizada, frecuencia cardíaca o velocidad y aceleración, los requerimientos de los jugadores variaron entre el entrenamiento y la competición, no coincidiendo las dimensiones.

El análisis del movimiento inercial del jugador de tenis permite complementar todo lo descrito hasta el momento, en lo que a descripción de demandas físicas en el jugador de tenis se refiere. Hasta el momento, no se ha encontrado literatura científica en la cual dichas variables hayan sido analizadas mediante dispositivos GPS en tenis. Diferenciando los tres ejes de movimiento (vertical, antero-posterior y vertical) se puede apreciar como los jugadores masculinos, pertenecientes a las categorías alevín e infantil, realizaron más esfuerzos sobre el eje vertical (%_V) que sobre el resto. Este hecho pudo deberse a las características de los golpeos en tenis, donde el jugador a la hora de golpear la bola despega los pies del suelo y a la acción de inclinarse por parte del jugador durante la carrera a sprint. Cabe destacar que los esfuerzos realizados sobre el eje lateral (%_L) también tuvieron un elevado protagonismo, como consecuencia de los continuos movimientos del jugador de lado a lado de la pista para devolver la bola a su rival. Por último, los menos frecuentes fueron los movimientos realizados sobre el eje anteroposterior (%_AP). Estos movimientos son aquellos realizados por el jugador de frente, cuando se desplaza en dirección a la red como respuesta a golpeos cortados o dejadas o bien, cuando corre en fondo de pista de lado a lado para responder a golpeos de gran angulación. También están incluidos en este eje los desplazamientos hacia atrás, motivados por golpeos como los globos. Estos datos no coinciden con lo encontrado por Comellas y López (2001), quienes concluyen que un 52 % de los movimientos realizados en tenis son ejecutados hacia alante y/o hacia atrás, mientras que un 48 % son desarrollados lateralmente. Tampoco se corresponden con lo encontrado por Weber, Pieper y Exler (2007), quienes encuentran que los jugadores de tenis realizan un 71,8 % de desplazamientos laterales, paralelos a línea de fondo. En ambos estudios no se ha tenido en cuenta el eje vertical, razón por la cual difieren los resultados. Además, la edad de los participantes fue superior, otro motivo por el cual podrían diferir los resultados. En definitiva, cabe resaltar la importancia que tiene el eje vertical en los movimientos de los tenistas, agrupando las aceleraciones al inclinarse el jugador y los gestos técnicos propios del deporte. Resultados similares fueron encontrados por Davies, Young, Farrow y Bahnert (2013), en los jugadores de futbol americano, donde se dieron mayores valores en el eje vertical del movimiento como resultado del número de esprines realizados por éstos. Este dato coincide con los resultados encontrados en tenis, pudiendo afirmar que las aceleraciones y esprines colaborarán a alcanzar altos valores en los desplazamientos realizados sobre el eje vertical.

Siguiendo con el análisis del movimiento inercial, es interesante conocer que las aceleraciones fueron superiores a las deceleraciones en todas las intensidades analizadas. Esto puede deberse a que el jugador de tenis al arrancar para golpear una bola está realizando una aceleración, mientras que el mayor número de deceleraciones las realiza cuando frena para golpear la bola, es decir, todas aquellas acciones en las que no llega a golpear la bola están exentas de una deceleración. Esta puede ser la razón por la cual el jugador realiza un mayor número de aceleraciones que de deceleraciones. Parece interesante focalizar la atención en las aceleraciones de media-alta intensidad, es decir, las efectuadas a $>1\ m \cdot s^{-2}$. Las aceleraciones desarrolladas a esta intensidad fueron las más frecuentes, lo que no coincide con el estudio de Fernández-Fernández et al. (2006), quienes consideran que en un partido el número de esfuerzos realizados a intensidad alta oscila entre 300 y 500. Partiendo de nuestros resultados, donde la duración media de un partido de tenis es de 85,4 min y los jugadores realizan 2,4 esfuerzos acelerando por minuto, el número de esfuerzos realizados a máxima intensidad en un partido asciende hasta los 204,96. Nuevamente las diferencias pueden estar condicionadas por las diferentes formas de analizar los desplazamientos de los jugadores.

Por último, la altura de los saltos verticales ejecutados por los jugadores fue analizada, encontrando que no se realizó ningún salto superior a 40 cm, siendo los más frecuentes los saltos menores a 20 cm. Este hecho está condicionado por la técnica del deporte, la cual no implica realizar grandes saltos para golpear la bola. Seguramente, los saltos comprendidos entre 20 y 40 cm tengan relación con los saques efectuados por los jugadores, ya que esta acción implica un mayor despegue del suelo.

CAPÍTULO 6

Conclusiones y aplicaciones

En este capítulo se detallan las conclusiones obtenidas del presente trabajo, así como las aplicaciones prácticas que podemos extraer de los estudios realizados en torno a las demandas físicas del tenis en jóvenes jugadores. Conclusiones y aplicaciones que permitirán aportar pautas para mejorar un contexto de calidad en el proceso de intervención en las edades formativas del tenis.

6.1. Conclusiones

En el presente estudio, el implemento de la tecnología GPS en el análisis de las demandas físicas en tenis ha proporcionado datos interesantes, aportando información relativa a la posición, desplazamiento, velocidad y aceleración de jóvenes deportistas. Con los dispositivos GPS y la microtecnología que incorporan (acelerómetros, giroscopios y magnetómetros), se ha podido describir y comparar los patrones de movimiento de los jugadores de tenis de élite en etapa de formación, atendiendo, por tanto, al objetivo general de la tesis. Asimismo, a partir de los tres estudios llevados a cabo, se ha podido responder a los objetivos específicos propuestos, aportando resultados significativos y relevantes sobre las exigencias físicas del tenis en función de la categoría, sexo y nivel de los jugadores, o variables externas como la superficie de la pista en la que se juegan los partidos y la eliminatoria del torneo. Además, ha sido posible comparar la demanda física de partidos de competición con sesiones específicas de entrenamiento. De manera concreta, se enumeran a continuación las conclusiones generales obtenidas en relación a las demandas físicas de los jugadores de tenis en competición:

- La lógica interna del tenis, donde se compite a puntuación límite, ha originado que las demandas físicas de los tenistas se caractericen por tener una alta variabilidad. Esta variabilidad queda patente en los valores de las desviaciones típicas en variables como la duración y la distancia total recorrida por partido, principalmente. Por esta razón se decidió relativizar los resultados por unidad de tiempo, a efecto de comparar los resultados.
- La mayor parte de la distancia recorrida por los jugadores de tenis en partidos de competición se recorrió en los rangos más bajos de velocidad, es decir, en Colocación (0-0,5 $m \cdot s^{-1}$) y Trote (0,6-1,9 $m \cdot s^{-1}$), así como en la dimensión de aceleración.
- Sin embargo, el 88 % de la distancia recorrida por los jugadores de tenis durante los partidos de competición se realizó mediante aceleraciones/desaceleraciones. Esto indica el peso de este tipo de acciones en el tenis, por lo que éstas deberán ser objeto de registro y análisis si el objetivo es plasmar las demandas físicas 'reales' de los tenistas cuando compiten. Además, la distancia estimada (a partir de la conversión de las aceleraciones en velocidad constante) superó en un 27 %

a la distancia real recorrida por los jugadores. Esta desproporción al valorar la carga física del jugador a partir de la dimensión velocidad o aceleración, debe ser atendida con la intención de no infravalorar la carga soportada por los tenistas. Las dimensiones reducidas de la pista de tenis podría ser uno de los motivos de la alta demanda en el sistema neuromuscular.

- Los movimientos del jugador de tenis son más frecuentes en el eje vertical. Dichos movimientos están condicionados por los golpeos, donde el jugador despega sus pies del suelo generalmente entre 0 y 20 cm y por la inclinación del jugador al acelerar. En segundo lugar, cabe destacar también los movimientos laterales, siendo ligeramente más frecuentes los desplazamientos hacia la derecha. Por último, los menos frecuentes son los desplazamientos efectuados en el eje anteroposterior, los cuales se efectúan hacia delante o hacia detrás, en cualquiera de las direcciones del movimiento, tanto hacia la red como a la línea de fondo o hacia los laterales de la pista.
- En definitiva, parece importante analizar ambas dimensiones (velocidad y aceleración) para no subestimar las demandas físicas de los jugadores y, por tanto, su carga 'real'. Por este motivo, la actividad especialmente intermitente en la práctica de este deporte, la dimensión neuromuscular, que engloba los movimientos inerciales como la aceleración, desaceleración, giros y saltos, deben ser tenidas en cuenta con especial atención.

A un nivel más detallado y dando respuesta a las hipótesis efectuadas en el planteamiento de la investigación (capítulo 2) de la presente tesis, podemos concluir lo siguiente:

- En lo que respecta a la hipótesis 1.1 –probablemente las demandas físicas de la competición variarán en función de la edad de los mismos, siendo mayores a medida que los jugadores son mayores–, no se han encontrado resultados significativos que permitan confirmar esta suposición. A pesar de que los jugadores juniors presentaron exigencias superiores al resto, los jugadores infantiles obtuvieron exigencias inferiores a los alevines, no guardándose una progresión ascendente. Si bien debemos rechazar la hipótesis, los resultados obtenidos aportan información en torno al nivel de exigencia, es decir, sobre el volumen, la intensidad y carga demandada a los jugadores en función de la categoría, que deben ser tomados con cautela.

- Con relación a la hipótesis 1.2 –es probable que las demandas físicas de los jugadores jóvenes de tenis en un partido de competición dependan del sexo, siendo mayores en los jugadores masculinos respecto a las jugadoras féminas–, no puede ser confirmada en su totalidad. Los partidos disputados por jugadores pertenecientes al sexo masculino obtuvieron unas demandas físicas superiores en la dimensión velocidad pero no ocurrió lo mismo en la dimensión aceleración. Probablemente la superioridad en las demandas de aceleración, más metros y con más frecuencia, en las jugadoras femeninas pueda deberse al perfil de juego de éstas, las cuales les exigieron moverse por la pista durante más distancia, probablemente debido a sus golpeos más cercanos a los laterales de la pista, superando así al sexo masculino en lo que a número de aceleraciones se refiere. Otra posible causa podría tener que ver con el tiempo efectivo de juego, el cual pudo ser superior en los partidos del sexo femenino, a pesar de que la duración total fue superior en los partidos del sexo masculino, provocando que existiese un mayor número de aceleraciones en las chicas.
- En lo que respecta a la hipótesis 1.3 –creemos que las demandas físicas de los jugadores jóvenes de tenis en un partido de competición pueden verse afectadas por el nivel competitivo de éstos, siendo más exigentes en los jugadores de menor nivel–, ésta debe ser rechazada. En valores absolutos, las demandas físicas han sido mayores en los jugadores de mayor nivel con respecto a los de menor nivel. Es probable que las capacidades físicas particulares de los tenistas condicionaran la posibilidad de desplegar una mayor demanda física (en variables como la velocidad máxima, distancia recorrida a velocidades medias o distancia recorrida en aceleración). Podríamos concluir, por tanto, que los jugadores con un mayor nivel competitivo son capaces de moverse más metros a intensidades altas o alcanzar picos de velocidad más elevados. Por el contrario, sospechamos que los jugadores de tenis de menor nivel (4° y 6° en el ranking), al no dominar los puntos actuando de manera más reactiva, es decir, reaccionando al golpeo de sus rivales, realizaron un mayor número de esfuerzos acelerando en todas las intensidades. Los jugadores de mayor nivel, son capaces de terminar los puntos con golpeos ganadores (*winners*), lo cual propicia que realicen menos

esfuerzos acelerando que los jugadores de menor nivel, quienes suelen cometer más errores (al lanzar bolas a la red o fuera de la pista) – y esto origina que sus rivales de mayor nivel vean reducido el número de esfuerzos a realizar-.

- En referencia a la hipótesis 2.1 –pensamos que las demandas físicas de los jugadores jóvenes de tenis pueden verse afectadas por la superficie donde son disputados los partidos de competición, demandando una mayor intensidad las competiciones disputadas sobre pista rápida respecto a la tierra batida–, ésta queda confirmada. Las demandas físicas tanto de la dimensión aceleración como de la velocidad fueron superiores sobre pista rápida. La superficie sobre la que se disputan los partidos de competición es una variable determinante en la descripción de las demandas físicas de los tenistas. En primer lugar, en lo que a la dimensión velocidad se refiere, los partidos disputados sobre superficie rápida se caracterizaron por presentar valores más altos de velocidad media, máxima y *Exertion index*. Por el contrario, la duración de los puntos fue mayor en los partidos disputados sobre tierra batida. En la segunda dimensión de análisis, aceleración/desaceleración, podemos concluir que el número de esfuerzos, el porcentaje de distancia recorrida en aceleración y la distancia estimada (DT_Es) fueron superiores en superficie rápida. Seguramente la principal razón que ha motivado estos resultados, sea la mayor velocidad que alcanza la bola en este tipo de superficies.
- En referencia a la hipótesis 2.2 –creemos que el perfil de las demandas físicas de los jugadores jóvenes de tenis en competición variará dependiendo de la eliminatoria del torneo, siendo superiores en las fases finales de los torneos– ha quedado parcialmente confirmada, ya que el aumento de las demandas físicas de los jugadores no ha tenido una respuesta similar en las dimensiones de velocidad y aceleración. Las demandas físicas pertenecientes a la dimensión de velocidad presentan una tendencia a incrementarse conforme los jugadores van avanzando eliminatorias hacia la final del torneo. Sin embargo, estos resultados no se repiten en las variables que describen el comportamiento físico en la dimensión aceleración/deceleración. Probablemente el aumento de la competitividad entre los jugadores, a medida que se avanzan eliminatorias en el torneo, sea la causa principal del aumento en las demandas físicas de los jugadores en la dimensión de la velocidad. Sin embargo, este aumento no se ha replicado en la dimensión

de aceleración, lo que podría deberse al perfil de juego de los jugadores de mayor nivel, los cuales realizan más golpeos ganadores reduciendo así el número de aceleraciones y deceleraciones por partido.

- En referencia a la hipótesis 3 –creemos que existen diferencias entre las demandas físicas solicitadas en los entrenamientos a los jugadores jóvenes de tenis con respecto a los requeridos en los partidos de competición, suponiendo una mayor demanda física los partidos de competición– ésta queda confirmada. Las demandas físicas de los partidos de competición fueron superiores a las demandas de los entrenamientos, y esto se dio en ambas dimensiones (velocidad y aceleración). Podemos concluir que los partidos de competición se caracterizan por exigir a los jugadores un gran número de aceleraciones, mientras que en los entrenamientos los jugadores no replican estas acciones, predominando los desplazamientos a una velocidad media, más alta que en los partidos. La razón que podría explicar esta tesitura, recae sobre el diseño de los ejercicios de entrenamiento, los cuales se caracterizan por desplazamientos continuos de duración superior a los puntos de un partido, desarrollados a una velocidad media superior.

6.2. Aplicaciones

Una vez expuestas las conclusiones del trabajo, se proponen algunas posibles aplicaciones derivadas del mismo, dando practicidad a los resultados encontrados en los diferentes estudios llevados a cabo. Estas aplicaciones deben tomarse únicamente como ejemplos con los que aportar aplicación práctica que permita afinar el diseño de tareas y planificación de los entrenamientos específicos y progresivos, con los que posibilitar un contexto más pertinente focalizado en la optimización del rendimiento de los tenistas, así como proponer de manera pertinente estrategías que permitan prevenir, por sobreuso, lesiones de los jóvenes jugadores promesas en su carrera hacia la excelencia.

En primer lugar, a la hora de planificar la temporada de los jugadores, deberían tenerse en cuenta tanto las variables independientes 'externas' analizadas– no directamente relacionadas con el individuo– del presente estudio (superficie y eliminatoria), así como otras que podrían tener cierto peso como la climatología, las obligaciones académicas o incluso la disponibilidad de las familias, por poner solo algunos ejemplos. Como se ha podido constatar en el presente estudio, las demandas físicas pueden verse condicionadas por las variabes contextuales como la superficie y la eliminatoria del partido.

Especial atención merece la superficie de juego, ya que se encontraron diferencias significativas en las demandas físicas de ambas dimensiones (velocidad y aceleración). Con todo, parece interesante que cuando los jugadores tengan programadas en su planificación de la temporada competiciones sobre tierra batida, debería considerarse programar sesiones de entrenamiento en las semanas previas en la superficie a competir. Esto permitiría preparse en las condiciones más especificas en relación a las demandas físicas que le serán requeridas en competición. Así por ejemplo, de manera particular y referido al diseño de tareas más específicas en relación a las probables demandas con las que se encontrarán los jugadores en una próxima competición a disputar en superficie de tierra batida, podría ser la de aumentar la duracion de las tareas o aumentar la sucesión continuada de golpeos para completar cada repetición de una tarea determinada asemejándose así a lo esperado. Debido a una mayor duración de los partidos sobre dicha superficie, los ejercicios de resistencia especifica donde el jugador se mueva a una velocidad constante por la pista realizando varios golpeos tendrán relevante importancia. Incluso creemos que si un jugador presenta un deficit en su capacidad de resistencia, sería idóneo que aumentase el numero de entrenamientos sobre superficie de tierra batida. Además, ya que los tenistas no se desplazan a altas velocidades sobre esta superficie, sería interesante aprovechar este período de entrenamiento para incorporar ejercicios de coordinación y agilidad que permitan una mejora en el rendimiento del deportista.

Por el contrario, deberá entrenarse en superficie rápida cuando los próximos torneos se desarrollen sobre dicha superficie. Se prevé una demanda donde se implicará un aumento de la velocidad y número e intensidad de aceleraciones. Por lo tanto, parece interesante diseñar ejercicios en los que se alternen aceleraciones explosivas en todas las direcciones del movimiento, aunque priorizando hacia los laterales, y siempre combinadas con golpeos. Los ejercicios de velocidad de reacción y rapidez de pies, donde el jugador realice muchas aceleraciones y decelaraciones, podrían tener cabida en esta fase de preparación pre-competición.Todos los ejercicios deberán caracterizarse por presentar una corta duración, alta intensidad y amplios o completos periodos de recuperación. Además, plantear ejercicios que impliquen al jugador un aumento de la velocidad especifica en pista, le permitirá aumentar su rendimiento sobre superficies rápidas.

A partir de los resultados de la presente investigación ha quedado constatado que la mayor parte de los metros recorridos por un jugador de tenis en un partido son realizados de manera intermitente, es decir, mediante aceleraciones y deceleraciones, por lo que esta dimensión deberá tomar un papel protagonista también en los entrenamientos. Esto coincide con la principal diferencia encontrada entre los entrenamientos y la competición, que radica en que los jugadores no replican las aceleraciones que les exige la competición. Por tanto, parece necesario aumentar el número de aceleraciones en los entrenamientos efectuadas hacia derecha e izquierda, en detrimento de los desplazamientos a baja intensidad que protagonizan las sesiones preparatorias. A través de este entrenamiento específico, es probable que aumentemos las condiciones que permitan a los jugadores optimizar su rendimiento en competición.

Por otro lado, cuantificar las cargas que soportan los tenistas, tanto en entrenamiento como en competición, merece un atención especial también. A raíz de los halazgos del presente trabajo, concretamente los obtenidos a partir de la variable distancia estimada (DT_Es), donde se ha constatado que ésta podría superar en un 27 % a la distancia real recorrida. Esto pone el foco de atención alertando que posiblemente, considerando únicamente la dimensión velocidad de los desplazamientos realizados por los tenistas se podría estar infra-valorando la carga de entrenamiento o competición. Ambas, tanto la actividad de desplazamiento lineal como la actividad no lineal deben incluirse en la planificación y control de cargas y, por tanto, en la periodización del entrenamiento y la competición.

El conocimiento de las demandas físicas procedentes de los partidos de competición permitiría a los técnicos y preparadores físicos considerar si en los entrenamientos los tenistas replican o no dichas demadas y así, poder tomar decisiones al respecto, con el objetivo de estimular más o menos en función de la planificación diseñada de tareas, sesiones, microciclos o sucesión de estos últimos. Así por ejemplo, en función del momento de la temporada, los técnicos podrían proponer tareas con una demanda física similar, superior o inferior a las de la competición. Para ello, podrían considerar como punto de partida los rangos de velocidad, aceleración y deceleración más habituales en la competición, siendo este la línea base. De esta forma, y a partir de este punto de partida, podría ser interesante que en la pretemporada se pudieran proponer tareas que incluyesen desplazamientos a ritmos inferiores a dicha línea de base pero alargando su duración, mientras que en periodos cercanos a la competición, momento de pensar en el *tapering*, podrían ser los desplazamientos efectuados a ritmos superiores y de corta duración los que adquirieran un mayor protagonismo. En esta misma línea argumental, la predominancia de los movimientos en los diferentes ejes de desplazamiento –vertical/horizontal/lateral– podrían ser considerados también, cuando corresponda diseñar las tareas de entrenamiento. Una posibilidad para asemejarse a las demandas físicas que exige la competición, consistiría en realizar ejercicios combinados que incluyesen aceleración/deceleración y golpeos específicos abarcando un amplio espectro de ángulos habituales y no habituales demandados en la competición. El desarrollo de estas tareas permitirá preparar a los tenistas de forma específica a la competición. Además, sería importante no descuidar el trabajo de fuerza (cercanos al encadenamiento explosivo-elástico-reactivos, o de pliometría), partiendo de la base de que los saltos más comunes en tenis se caracterizan por tener una altura entre los 0 y 20 cm, aunque previendo posibles peores escenarios en los que podrían verse implicados los jugadores durante la competición.

Los jugadores del sexo masculino presentan unas demandas físicas superiores con respecto al femenino, lo cual justifica que el proceso de intervención debería mostrar diferencias en función de esta variable. No obstante, es posible utilizar esta información para adaptarla a las necesidades de los tenistas en momentos y casuística particular. Si un jugador masculino sale de una lesión, un buen sistema de adaptación para volver al ritmo competitivo de forma progresiva podría consistir en entrenar con jugadoras del sexo femenino, ya que las exigencias físicas podrían ser menores que entrenase con jugadores del mismo sexo. De la misma forma, si los entrenadores creen oportuno que determinadas jugadoras féminas debieran incrementar sus exigencias físicas en su preparación para una determinada competición o en un proceso de retorno a la competición, esta situación podría resolverse entrenando con jugadores de sexo masculino. En la misma línea, teniendo en cuenta el ranking de los jugadores, los técnicos podrían aprovechar las diferentes fases en la preparación de una temporada competitiva para alternar entrenamientos y/o partidos simulados con jugadores de menor o mayor ranking, con el objetivo de evitar o estimular cargas particulares que así se establezcan. La calidad del enfrentamiento, relación entre los niveles de los tenistas, es una cuestión que debería considerarse para tomar decisiones estratégicas en cuanto a procesos de puesta a punto para competiciones concretas o procesos de recuperación acordes a las exigencias de la competición. Con la misma concepción preventiva, la sucesión de partidos en un mismo torneo de competición –organización habitual en la que se disputan los partidos en el ámbito del tenis– debería considerarse en la implementación de estrategias de recuperación entre los partidos. En cualquier caso, una mayor investigación sobre variables como sexo, nivel del jugador o eliminatorias es necesaria para profundizar en el conocimiento de esta temática.

Capítulo 7
Limitaciones y futuras líneas de investigación

En el presente capítulo se detallan las limitaciones de los estudios, la mayor parte de ellos ajenos al investigador y los menos surgidos a lo largo del proceso formativo desarrollado en la elaboración de esta tesis doctoral, que han podido condicionar los resultados y, por tanto, sus conclusiones. Estas limitaciones o dificultades que hemos encontrado, sin embargo, permiten abrir nuevas líneas de investigación que superen y complementen la limitada aportación de los estudios que se presentan de manera novedosa y que permitirán avanzar en el estudio de las demandas físicas de los jugadores de tenis en la etapa formativa.

7.1. Limitaciones

Las limitaciones con las que nos hemos encontrado en la realización del presente trabajo de investigación pueden agruparse en distintos aspectos. En primer lugar, los niveles madurativos de los participantes no han sido considerados como variable de clasificación, tampoco su estado de forma o valoraciones de las cualidades condicionales como la velocidad, fuerza o resistencia; por lo que este hecho pudo haber afectado a los resultados encontrados en las diferentes variables físicas estudiadas y, por tanto, en las conclusiones a las que se ha llegado. La limitada accesibilidad a contar con un mayor número de participantes obligó a agrupar los jugadores en grupos de dos años, pudiendo existir importantes diferencias madurativas entre las/os tenistas pertenecientes a la misma categoría.

Hilando con lo anterior, a pesar de que el número de participantes que intervinieron en el presente estudio fue amplio, creemos que un mayor número de partidos de competición, así como de sesiones de entrenamiento hubieran permitido indagar con un mayor nivel de profundidad en las variables consideradas a estudio, y responder con mayor contundencia o, incluso, abordar otras preguntas de investigación. Así, por ejemplo, el número de datos procedentes de partidos de competición disputados sobre pista rápida fue insuficiente para disponer de datos en todos los niveles competitivos. Este hecho tuvo lugar debido a que los jugadores de mayor nivel fueron pasando más eliminatorias que los jugadores de menor nivel, por lo que los primeros tuvieron un mayor protagonismo en el presente trabajo. Teniendo en cuenta los datos procedentes de partidos disputados sobre tierra batida, cabe destacar que no fueron todos los deseados, motivado en muchas ocasiones por la dificultad a la hora de acceder a los protagonistas. Además, en lo que respecta a los entrenamientos, hubiera sido muy interesante contar con más registros de entrenamientos sobre ambas superficies, lo que hubiese permitido establecer comparaciones más precisas entre ellas, reduciendo, quizás, la alta variabilidad que se dio en algunos casos. De esta manera, la posibilidad de comparar resultados entre el entrenamiento y la competición en tierra batida hubiese permitido afianzar, probablemente, las diferencias encontradas entre ambas modalidades sobre pista rápida. Alejados del deseo del investigador, la realidad del día a día puso sobre la mesa, una vez más, las grandes dificultades encontradas para acceder a la toma de registros tanto en partidos de competición como en entrenamientos, rechazando algunos jugadores a participar en el estudio por miedo a ver disminuido su rendimiento en competición.

Otra de las limitaciones del presente estudio y tuvo que ver con el hecho de no considerar para los análisis únicamente la valoración del tiempo efectivo de juego en los partidos y entrenamientos, es decir, solo lo que dura cada tanto. Motivados en algunos casos por la falta de permisos para acceder con cámaras a las instalaciones donde se disputaron los torneos o problemas técnicos en otros, no lo hicieron posible. Entendemos que esto puede diluir los hallazgos sobre las demandas físicas que han sido analizadas en el presente estudio donde también se incluyeron las pausas. Cuando se analizaron los registros de los deportistas, se incluyeron todos los movimientos y no movimientos de los jugadores desde el comienzo hasta el final del partido, es decir, el tiempo real. Sin embargo, en este periodo, el jugador no sólo está disputando los tantos sino que también intercambia el lado del campo, descansa, se prepara para el saque o espera el resto. Además, los puntos y juegos no siempre duran lo mismo por lo que las demandas físicas podrían pasar por diferentes escenarios, más livianos o más exigentes, en función de las diferentes duraciones de los tantos. En este sentido, y para esta tesis doctoral, hemos empleado los valores de las variables que se han ido acumulando en el transcurso de entrenamientos y partidos, sabiendo que las duraciones variaron entre sesiones y partidos. Por este motivo, hemos tenido la necesidad de relativizar los datos a "por minuto de juego", con lo que se habilita la posibilidad de poder realizar comparaciones entre entrenamientos y competición, así como entre los diferentes partidos, asumiendo cierta 'dilución' en los resultados.

Finalmente, somos conscientes de la limitación de los resultados obtenidos en la presente tesis doctoral motivada por la ausencia de información referente a aspectos sobre la interacción del juego. La inclusión de variables conductuales, a partir de la metodología observacional, por ejemplo, hubiese enriquecido la argumentación con la que se ha discutido en la presente investigación. Datos referidos a esta dimensión decisional del juego hubiera complementado y ampliado el alcance aportado en este trabajo y que se circunscribe únicamente a aspectos físicos del comportamiento. Tal y como expondremos a continuación entendemos que puede ser una línea de investigación muy fructífera que ayudará seguramente a contextualizar el comportamiento de los jugadores incorporando datos desde las múltiples dimensiones solicitas en un duelo individual como es el tenis.

7.2. Futuras líneas de investigación

Una vez finalizado la presente investigación han surgido nuevos caminos por explorar, atendiendo a veces a las propias limitaciones encontradas y, en otras, a nuevas preguntas de investigación que se nos plantean una vez llegado hasta aquí.

- Una primera línea de investigación, la cual pretende hacer frente a la limitación comentada en el apartado anterior –la referida a las diferencias madurativas y cronológicas de los tenistas–, podría consistir en aumentar los registros para poder agrupar a los jugadores por año naturales, reduciendo así las posibles diferencias madurativas entre los jugadores. De esta forma, se podrán obtener resultados más concisos y precisos en función de la edad de los jugadores. Si fuera posible, incluir como variable la edad madurativa del sujeto sería muy interesante también, valorando de una manera más pertinente si existe una progresión en las demandas físicas desplegadas por los jugadores.
- A pesar de la recurrente dificultad que ha supuesto la disponibilidad de participantes para aumentar el número de registros, la inclusión de nuevas variables independientes o niveles dentro de las variables abriría nuevas opciones. Esto permitiría establecer nuevas comparaciones y, por tanto, obtener un mayor rango de resultados. Así por ejemplo, plantear nuevas investigaciones que incorporen el registro de partidos y entrenamientos sobre hierba –o sobre diferentes tipos de pista dura– podrían ser interesantes para establecer comparaciones entre diferentes superficies. Además, sería interesante ampliar la muestra de participantes incluyendo más niveles en las variables como, por ejemplo, el ranking de los deportistas, especialmente los de menor ranking, para disponer información con los que contrastar las diferencias entre los jugadores de mayor calidad con respecto a los que tienen menos y así poder disponer de información no únicamente en la vertiente más elitista de la etapa formativa. Otra opción residiría en comparar los registros procedentes de jugadores que disputan torneos de diferente nivel, por ejemplo, analizar un torneo a nivel

provincial con uno de nivel nacional o internacional. No solo incluir nuevas variables de clasificación o niveles de estas sino que incluso combinarlas enriquecería la interpretación de los posibles resultados. Así por ejemplo podríamos preguntarnos si los tenistas mejor clasificados varían más o menos su demanda física cuando compiten en diferentes superficies o incluso ante diferente nivel de los oponentes, o combinando ambas variables. Estudiar variables como el nivel del enfrentamiento, nivel del torneo, número de partidos disputados de manera continua incrementaría las posibilidades en la interpretación y aplicación de los resultados en la búsqueda de un contexto de calidad en el proceso de formación hacia el rendimiento.

- El estilo de juego de los tenistas es un aspecto que no ha sido tenido en cuenta en el presente trabajo, por lo que una posible futura línea de investigación podría incorporar el análisis de dicha variable. El tenis no deja de ser un deporte individual, aunque jugado en interacción, por lo que el perfil del *output* de los jugadores estará altamente ligado al perfil de juego de cada uno. Existen jugadores con un perfil de juego defensivo con un mayor componente (probablemente) en la condición de resistencia, que eligen la estrategia de pasar bolas al campo contrario desde el fondo de pista, mientras que otros jugadores, poseen un perfil de juego más agresivo o con predominio de aspecto más neuromusculares (potencia), apuestan por tomar riesgos en zonas más avanzadas en el eje longitudinal de la pista. Creemos más que probable que diferencias en el perfil de los jugadores implicarán diferentes en los valores de las variables físicas analizadas. Un claro ejemplo queda reflejado al analizar la distancia recorrida por minuto, la cual puede haber sido afectada por este hecho, ya que aquellos jugadores con un perfil defensivo –los que se limitan a golpear la bola de forma segura esperando el fallo rival– pueden recorrer una mayor distancia que los jugadores de un perfil atacante. Por el contrario, estos jugadores de perfil atacante persiguen terminar los puntos de una forma más directa, recorriendo por tanto una distancia menor, aunque probablemente, exhibiendo una mayor demanda en la dimensión aceleración. Por tanto, una posible línea de investigación que tuviese en cuenta el estilo de juego de los tenistas permitiría determinar con mayor precisión los perfiles físicos de los jugadores en función de su estilo de juego.

- Por último, siendo la dimensión decisional una característica clave en el tenis, sería ideal indagar para relacionar, como futura línea de investigación, e incorporar en el mismo estudio variables sobre las diferentes dimensiones del tenis y del tenista; nos referimos a las demandas físicas, fisiológicas, psicológicas y decisionales. Este posible estudio multidimensional permitirá ser más precisos en las conclusiones obtenidas. Adentrarse en el estudio de la relación entre variables más individuales del tenis con otras más colectivas o de interacción desde la perspectiva de la teoría de los Sistemas Dinámicos (García-González, Araújo y Carvalho, 2011), podría ser una interesante opción, en el intento de conocer más sobre el sujeto, el entorno, su interacción y todo esto contextualizado en la estructural temporal del juego. Recientes trabajos (Carvalho, Araújo, Trassvassos, Fernandes, Pereira y Davids, 2014) que proponen describir la interacción entre los tenistas midiendo las distancias entre jugadores y las zonas estratégicas de las pistas (en ambos ejes, laterales y longitudinales), podrían complementarse con el análisis de las demandas físico-fisiológicas, aportando información relevante sobre las dinámicas que se generan en el juego, cómo combatirlas o provocarlas en competición y, también, como diseñar la tareas de entrenamiento que puedan optimizar el rendimiento en competición. Todavía queda camino por recorrer.

Referencias

Akenhead, R., French, D., Thompson, K. G. y Hayes, P. R. (2014). The acceleration dependent validity and reliability of 10 *Hz* GPS. *Journal of Science and Medicine in Sport, 17*(5), 562-566.

Alvero Cruz, J.R., Barrera, J., Mesa, A. y Cabello D. (2009a). Correlation of physiological responses in squash players during competition. En A. Lees, D. Cabello y G. Torres (Eds.), *Science and Racket Sports IV* (pp. 64-69). New York: Routledge.

Aughey, R. (2011a). Applications of GPS Technologies to Field Sports. *International Journal of Sports Physiology and Performance, 6*(3), 295-310.

Aughey, R. (2011b). Increased high-intensity activity in elite Australian football finals matches. *International Journal Sports Physiology Performance, 6*(3), 367-79.

Baiget, E., Fernández-Fernández, J., Iglesias, X. y Rodríguez, F. A. (2015). Tennis Play Intensity Distribution and Relation with Aerobic Fitness in Competitive Players. *PLOS ONE, 10*(6), 1-15.

Barbero-Álvarez, J. C., Coutts, A., Granda, J. Barbero-Álvarez, V. y Castagna, C. (2009). The validity and reliability of a global positioning satellite system device to assess speed and repeated sprint ability (RSA) in athletes. *Journal of Science and Medicine in Sport, 13*(2), 232-235.

Bartlett, J. W. y Frost, C. (2008). Reliability, repeatability and reproducibility: analysis of measurement errors in continuous variables. *Ultrasound in Obstetrics & Gynecology, 31,* 466-475.

Barnett, T. y Pollard, G. (2007). How the tennis court surface affects player performance and injuries. *Medicine and Science in Tennis*, *12*(1), 34-37.

Baxter-Jones, A. D. G., Helms, P., Maffulli, N., Baines-Preece, J. C. y Preece, M. (1995). Growth and development of male gymnasts, swimmers, soccer and tennis players: a longitudinal study. *Annals of Human Biology, 22(*5), 381-394.

Bergeron, M. F., Maresh, C., Armstrong, L., Signorile, J., Castellani, J., Kenefick, R., LaGasse, K. y Riebe, D. (1995). Fluid – electrolyte balance associated with tennis match play in a hot environment. *International Journal of Sport Nutrition, 5*(3), 180-193.

Bland, J. y Altman, D. (1986). Statistical-methods for assessing agreement between two methods of clinical measurement, *Lancet 8,* 307-310.

Borg, G., Hassmen, P. y Lagerstrom, M. (1987). Perceived exertion related to heart rate and blood lactate during arm and leg exercise. *European Journal of Applied Physiology, 56*(6), 679-685.

Boyd, L. J., Ball, K. y Aughey, R. J. (2011). The Reliability of MinimaxX Accelerometers for Measuring Physical Activity in Australian Football. *International Journal of Sports Physiology and Performance*, *6*, 311-321.

Brewer, C., Dawson, B., Heasman, J., Stewart, G. y Cormack, S. (2010). Movement pattern comparisons in elite (AFL) and sub-elite (WAFL) Australian football games using GPS. *Journal of Science and Medicine in Sport / Sports Medicine Australia, 13*(6), 618-673.

Brown, E. y O'Donoughue P. (2008). Gender and surface effect on elite tennis strategy. *ITF Coach Sport Science, 46*(12), 9-12.

Buchheit, M., Méndez-Villanueva, A., Simpson, B. M. y Bourdon, P. C. (2010). Match running performance and fitness in youth soccer. *International Journal of Sports Medicine, 31*(11), 818-825.

Cabrera Suárez, D., Ruiz Llamas, G. y Suárez Rubio, D. (2006). *Análisis de la frecuencia cardiaca, la distancia recorrida y la velocidad de los desplazamientos en jugadores de pádel amateur.* IV Congreso Mundial de Deportes de Raqueta, 4. Madrid: Alto Rendimiento.

Carrasco, L., Romero, S., Sañudo, B. y de Hoyo, M. (2011). Game analysis and energy requirements of paddle tennis competition. *Science and Sports, 26*(6), 338-344.

Carvalho, J., Araújo, D., Travassos, B., Fernandes, O., Pereira, F. y Davids, K. (2014). Interpersonal Dynamics in Baseline Rallies in Tennis. *International Journal of Sports Science & Coaching, 9*(5), 1043-1056.

Casamichana, D. y Castellano, J. (2011). Demandas físicas en jugadores semiprofesionales de fútbol: ¿se entrena igual que se compite? *Cultura, Ciencia y Deporte, 6* (17), 121-127.

Casamichana, D., San Román-Quintana, J., Castellano, J., y Calleja-González, J. (2012). Demandas físicas y fisiológicas en jugadores absolutos no profesionales durante partidos de fútbol 7 : un estudio de caso. *Cultura, Ciencia y Deporte, 7,* 115–123.

Castellano, J. y Casamichana, D. (2010). Heart rate and motion analysis by GPS in beach soccer. *Journal of Sports Science and Medicine, 9*, 98-103.

Castellano, J. Casamichana, D. Calleja-González, J. San Román-Quintana, J. y Ostojic, S. (2011). Reliability and accuracy of 10 Hz GPS devices for short-distance exercise. *Journal of Sports Science and Medicine, 63*(1), 233-234.

Castellano, J. y Casamichana, D. (2014). Deporte con dispositivos de posicionamiento global (GPS): aplicaciones y limitaciones. *Revista de Psicología del Deporte, 23*(2), 355-364.

Castillo-Rodríguez, A. (2012). *El pádel de competición. Análisis de las respuestas fisiolgicas, físicas y psicológicas.* Tesis doctoral. Málaga. Universidad de Málaga.

Castillo-Rodríguez, A., Alvero-Cruz, J. R., Hernández-Mendo, A. y Fernández-García, J. (2014). Physical and physiological responses in Paddle Tennis competition. *International Journal of Performance Analysis in Sport*, *14*, 524-534.

Christmass, M. A., Richmond, S. E., Cable, N. T., Arthur, P. G. y Hartmann, P. E. (1998). Exercise intensity and metabolic response in singles tennis. *Journal of Sports Sciences*, *16*(8), 739-747.

Cohen, J. (1988). *Statistical power analysis for the behavioral sciences.* Lawrence Erlbaum Associates, Hillsdale, NJ.

Comellas, J. y López, P. (2001). Análisis de los requerimientos metabólicos del tenis. *Apunts: Educación Física y Deportes*, *65*, 60-63.

Coutts, A. J., Kempton, T., Sullivan, C., Bilsborough, J., Cordy, J. y Rampinini, E. (2014). Metabolic power and energetic costs of professional Australian Football match-play. *Journal of Science and Medicine in Sport, 10,* 559-565.

Crespo, M. (1993). La técnica del tenis. En M. Crespo (Dir.), *Tenis I.* (pp.213-463) Madrid: Comité Olímpico Español.

Crespo, M., Andrade, J.C. y Arranz, J.A. (1993). La técnica del tenis. En M. Crespo (Comp.), *Tenis I.* (pp.213-223) Madrid: Comité Olímpico Español.

Cummins, C., Orr, R., O'Connor, H. y West, C. (2013). Global positioning systems (GPS) and microtechnology sensors in team sports: A systematic review. *Sports Medicine, 43*(10), 1025-1042.

Davey, P. R., Thorpe, R. D. y Williams, C. (2003). Simulated tennis matchplay in a controlled environment. *Journal of Sports Sciences, 21*(6), 459-467.

Davies, M. J., Young, W., Farrow, D. y Bahnert, A. (2013). Comparison of Agility Demands of Small-Sided Games in Elite Australian Football. *International Journal of Sports Physiology and Performance, 8*, 139-147.

Dawson, B., Hopkinson, R., Appleby, B., Stewart, G. y Roberts, C. (2004). Player movement patterns and game activities in the Australian Football League. *Journal of Science and Medicine in Sport, 7*(3), 278-291.

Del Corral, J. (2009). Competitive Balance and Match Uncertainty in Grand-Slam Tennis: Effects of Seeding System, Gender, and Court Surface. *Journal of Sports Economics, 10*(6), 563-581.

Del Villar, F., García-González, L., Iglesias, D., Perla Moreno, M. y Cervelló, E. M. (2007). Expert-novice differences in cognitive and execution skills during tennis competition. *Perceptual and Motor Skills, 104,* 355-365.

De Vet, H. C., Terwee, C. B., Knol, D. L. y Bouter L. M. (2006). When to use agreement versus reliability measures. *Journal of Clinic Epidemiology, 59*(10), 1033-1039.

Downey, J. C. (1973). *The Singles Game.* London: E.P. Publ.

Duffield, R., Reid, M., Baker, J. y Spratford, W. (2010). Accuracy and reliability of GPS devices for measurement of movement patterns in confined spaces for court-based sports. *Journal of Science and Medicine in Sport / Sports Medicine Australia, 13*(5), 523-535.

Duffield, R., Bird, S. y Ballard, R. (2011). Field-based pre-cooling for on-court tennis conditioning training in the heat. *Journal of Sports Science and Medicine, 6,* 376-384.

Fabre, J. B., Martin, V., Gondin, J., Cottin, F. y Grelot, L. (2012). Effect of playing surface properties on neuromuscular fatigue in tennis. *Medicine and Science in Sports and Exercise, 44*(11), 2182-2189.

Fernández-Fernández, J., Fernández-García, B., Méndez-Villanueva, A. y Terrados-Cepeda, N. (2005). La intensidad de trabajo en tenis: el entrenamiento frente a la competición. *Archivos de medicina del deporte, 22*(107), 187-192.

Fernández-Fernández, J., Méndez-Villanueva, A. y Pluim, B. M. (2006). Intensity of tennis match play. *British Journal of Sports Medicine, 40*(5), 387-391.

Fernández-Fernández, J., Méndez-Villanueva, A., Fernández-García, B. y Terrados-Cepeda, N. (2007a). Match activity and physiological responses during a junior female singles tennis tournament. *British Journal of Sports Medicine, 41*(11), 711-716.

Fernández-Fernández, J., Méndez-Villanueva, A., Pluim, B., Fernández-García, B. y Terrados-Cepeda, N. (2007b). Aspectos físicos y fisiológicos del tenis de competición (II). *Archivos de Medicina del Deporte, 24*(117), 35-41.

Fernández-Fernández, J., Sanz-Rivas, D., Fernández-García, B. y Méndez-Villanueva, A. (2008). Match activity and physiological load during a clay-court tennis tournament in elite female players. *Journal of Sports Science, 26,* 1589-1595.

Fernández-Fernández, J., Sanz-Rivas, D. y Méndez-Villanueva, A. (2009a). A review of the activity profile and physiological demands of tennis match play. *Journal Strength Conditioning Research, 31*(4), 15-26.

Fernández-Fernández, J., Sanz-Rivas, D., Sanchez-Muñoz, C., Pluim, B. M., Tiemessen, I. y Méndez-Villanueva, A. (2009b). A comparison of the activity profile and physiological demands between advanced and recreational veteran tennis players. *Journal Strength Conditioning Research, 23*(2), 604-610.

Fernández-Fernández, J., Kinner, V. y Ferrauti, A. (2010). The physiological demands of hitting and running in tennis on different surfaces. *Journal of Strength and Conditioning Research, 24*(12), 3255-3264.

Fernández-Fernández, J., Sanz-Rivas, D., Sánchez-Muñoz, C., Gonzalez-Tellez, J., Buchheit, M. y Méndez-Villanueva, A. (2011). Physiological responses to on-court vs. running interval training in competitive tennis players. *Journal of Sports Science and Medicine, 10*(3), 540-545.

Fernández-García, A. I., Torres-Luque, G., Sánchez-Pay, A. y Fradua, L. (2012). Influencia del tipo de superficie en las estadísticas de competición del tenis de alto rendimiento. En: *Proceedings of VII Congreso Internacional de la Asociación Española de Ciencias del Deporte* (pp. 412-413). Granada, España.

Ferrauti, A. Weber, K. y Wright, P. R. (2003). Endurance: basic, semi-specific and specific. En: Reid M., Quinn A., Crespo M. (Eds.) *Strength and conditioning for tennis* (pp. 93–111) London, England.

Furlong, J.D. (1995). The service in lawn tennis: how important is it?. *Science and Racket Sports.* En: Reilly T., Hughes, M. y Lees A. (Eds.) *Science and Racket Sports I* (pp. 266-271). London, England.

Gabbett, T. J. (2010). GPS analysis of elite women's field hockey training and competition. *Journal of Strength and Conditioning Research, 24*(5), 1321-1324.

Galiano, D., Escoda, J. y Pruna, R. (1996). Aspectos fisiológicos del tenis. *Apunts: Educación física y deportes, 45*, 115-121.

Galé-Ansodi, C. (2014). Youths Tennis Players' Velocity and Acceleration in match-play. *Revista Internacional de Deportes Colectivos*, *18,* 50-57.

Galé-Ansodi, C., Castellano, J., Usabiaga, O. y Casamichana, D. (2014). Metabolic Power in Tennis: New Approach to understand the Physical Demands. *Journal of Strength and Conditioning Research. IV International* Conference, *9*(25) 44.

Galé-Ansodi, C., Castellano J. y Usabiaga, O. (2014). Evolución de las demandas físicas de un jugador de tenis a lo largo de un torneo de nivel nacional: Estudio de caso. *E-Coach. Revista Electrónica del Técnico del Tenis, 21,* 27-33.

García-González, L., Araújo, D. y Carvalho, J. (2011). Panorámica de las teorías y métodos de investigación en torno a la toma de decisiones en el tenis. *Revista de Psicología Del Deporte*, *20*, 645-666.

Gaudino, P., Alberti, G. y Iaia, F.M. (2014). Estimated metabolic and mechanical demands during different small-sided games in elite soccer players. *Human Movement Science*, *36*, 123–133.

Girard, O. y Lattier, G. (2006). Changes in exercise characteristics, maximal voluntary contraction, and explosive strength during prolonged tennis playing. *British Journal of Sports*, *40*(6), 521-526.

Girard, O. y Millet, G. P. (2008). Neuromuscular fatigue in racquet sports. *Neurologic Clinics, 26*(1), 181-194.

Glaister, M. (2005). Multiple sprint work: physiological responses, mechanisms of fatigue and the influence of aerobic fitness. *Sports Medicine, 35*(9), 757-777.

González, J. e Izquierdo, M. (2006). *La carga de entrenamiento y el rendimiento de fuerza y potencia muscular*. Málaga: Junta de Andalucía.

Harley, J. A., Barnes, C. A., Portas, M. D., Lovell, R. J., Barrett, S., Paul, D. J. y Wetson, M. (2010). Motion analysis of match-play in elite U12 to U16 age-group soccer players. *Journal of Sports Sciences, 28*(13), 1391-97.

Hartwig, T. B., Naughton, G. y Searl, J. (2011). Motion analyses of adolescent rugby union players: a comparison of training and game demands. *Journal of Strength Conditining Research, 25*(4), 966-972.

Helsen, W. F., Winckel, J. V. y Williams, A. M. (2005). The relative age effect in youth soccer across. *European Journal of Sports Sciences, 23*(6), 629-636.

Hoppe, M. W., Baumgart, C., Bornefeld, J., Sperlich, B., Freiwald, J. y Holmberg, H. C. (2014). Running activity profile of adolescent tennis players during match play. *Pediatric Exercise Science, 26*(3), 281-90.

Hornery, D., Farrow, D., Mujika, I. y Young, W. (2007). An integrated physiological and performance profile of professionaltennis. *British Journal of Sports Medicine, 41*(8), 531-536.

Hughes, M. D. (1985). A comparison of patterns of play in squash. En K. C. & M. A. S. Brown, R. Goldsmith (Eds.), *International Ergonomics* (pp. 139-141). London. England.

Hughes, M. D. y Franks, I. M. (1994). A time-motion analysis of squash players using a mixed-image video tracking system. *Ergonomics, 37*(1), 23.

Hughes, M. D., Wells J. y Matthews, K. (2000). Performance profiles at recreational and elite levels of women's squash. *Journal of Human Movement Studies, 39*, 85-104.

Impellizzeri, F. M., Rampinini, E. y Marcora, S. M. (2005). Physiological assessment of aerobic training in soccer. *Journal of Sports Sciences, 23*(6), 583-592.

Johnson, C. D. y McHugh, M. P. (2009). Performance demands of professional male tennis players. *British Journal of Sports Medicine, 40*(8), 696–699.

Johnston, R. J., Watsford, M. L., Kelly, S. J., Pine, M. J. y Spurrs, R.W (2013) Assessment of 5 Hz and 10 Hz GPS units for measuring athlete movement demands. *International Journal Performance Analysis Sport, 13*, 262-274.

Johnston, R. J., Watsford, M. L., Kelly, S. J., Pine, M. J. y Spurrs, R. W. (2014) Validity and interunit reliability of 10 Hz and 15 Hz GPS units for assessing athlete movement demands. *Journal of Strength and Conditioning Research, 28*(6), 1649-1655.

Kovacs, M. (2007). Tennis physiology. Training the competitive athlete. *Sport Medicine, 37*(3), 189-198.

Larsson, P. (2003). Global Positioning System and Sport-Specific Testing. *Sports Medicine, 33*(15), 1093-1101.

MacLeod, H., Morris, J., Nevill, A. y Sunderland, C. (2009). The validity of a non-differential global positioning system for assessing player movement patterns in field hockey. *Journal of Sports Sciences, 27*(2), 121-128.

Martin, C., Thevenet, D., Zouhal, H., Mornet, Y., Delès, R., Crestel, T. y Ben Abderrahman, A. P. J. (2011). Effects of playing surface (hard and clay courts) on heart rate and blood lactate during tennis matches played by high-level players. *Journal of Strength and Conditioning Research, (25)*, 163-170.

Martínez de Santos, R. (2002). La intermotricidad alterna. *Libre de les actes del cinquè congres de ciéncies de l'esport, l'educació física i la recreació de l'Inefc* (pp. 321-322). Lleida.

Méndez-Villanueva, A., Fernández-Fernández, J. y Bishop, D. (2007a). Exercise-induced homeostatic perturbations provoked by singles tennis match play with reference to development of fatigue. *British Journal of Sports Medicine, 41*(11), 717-722.

Méndez-Villanueva, A., Fernández-Fernández, J., Bishop, D., Fernández-García, B. y Terrados-Cepeda, N. (2007b). Activity patterns, blood lactate concentrations and ratings of perceived exertion during a professional singles tennis tournament. *British Journal of Sports Medicine, 41*(5), 296-300.

Méndez-Villanueva, A., Bishop, D., Fernández-Fernández, J. y Fernández-García, B. (2010). Ratings of perceived exertion-lactate association during actual singles tennis match play. *Journal of Strength and Conditioning Research, 24*(1), 165-170.

Michikami, S., Ae, M., Sato, Y., Suda, K., y Umebayashi, K. (2003). En M. Crespo, M. Reid y D. Miley (Eds.), *Applied Sport Science for High Performance Tennis-Proceedings of the 13th ITF WWCW*. London: ITF.

Montgomery, P., Pyne, C. y Minahan, C. (2010). The Performance and Physiological Demands of Basketball Competition and Training. *Human Kinetics, 5,* 75-86.

Morante, S. M. y Brotherhood, J. R. (2007). Air temperature and physiological and subjective responses during competitive singles tennis. *British Journal of Sports Medicine, 41*(11), 773-778.

Müller, E., Benko, U., Raschner, C. y Schwameder, H. (200). Specific fitness training and testing in competitive sports. *Medicine Science of Sports Exercise, 32*(1), 216-220.

Murias J. M., Lanatta D., Arcuri C. R. y Laiño F. A. (2007). Metabolic and functional responses playing tennis on different surfaces. *Journal Strength Conditioning Research, 21*(1), 112-117.

Navarro, F. (2000). *Principios del entrenamiento y estructuras de la planificación deportiva.* Madrid: Comité Olímpico Español.

Novas, A. M. P., Rowbottom, D. G. y Jenkins, D. G. (2003). A practical method of estimating energy expenditure during tennis play. *Journal of Science and Medicine in Sport, 6*(1), 40-50.

O'Donoghue, P. e Ingram, B. (2001). A notational analysis of elite tennis strategy. *Journal of Sports Sciences, 19*(2), 107-115.

Osgnach, C., Poser, S., Bernardini, R., Rinaldo, R. y Di Prampero, P. E. (2009). Energy cost and metabolic power in elite soccer: A new match analysis approach. *Medicine and Science in Sports and Exercise, 42*(1), 170-178.

Palut, Y. y Zanone, P. G. (2005). A dynamical analysis of tennis: concepts and data. *Journal of Sports Sciences, 23*(10), 1021-1032.

Pareja, A. (1996). Carga física y adaptación orgánica. *Educación Física y Deporte, 8*, 1-2.

Parlebas, P. (2001). *Juegos, deporte y sociedad. Léxico de praxiología motriz.* Barcelona: Paidotribo.

Pedersen, T. H., Nielsen, O. B., Lamb, G. D. y Stephenson, D. G. (2004). Intracellular acidosis enhances the excitability of working muscle. *Science (New York, N.Y.), 305*(5687), 1144-1147.

Petersen, C., Pyne D., Portus, M. y Dawson, B. (2009). Validity and reliability of GPS units to monitor cricket-specific movement patterns. *International Journal Sports Physiology Performance, 4,* 381-393.

Petersen, C. J., Pyne, D., Dawson, B., Portus, M. y Kellett, A. (2010). Movement patterns in cricket vary by both position and game format. *Journal of Sports Sciences, 28*(1), 45-52.

Pieper, S., Exler, T. y Weber, K. (2007). Running speed loads on clay and hard courts in world class tennis. *Medicine and Science in Tennis, 2,* 14-17.

Rampinini, E., Alberti, G., Fiorenza, M., Riggio, M., Sassi, R., Borges, T. O. y Coutts, A. J. (2015). Accuracy of gps devices for measuring high-intensity running in field-based team sports. *International Journal of Sports Medicine, 36*, 49–53.

Reid, M., Duffield, R., Dawson, B., Baker, J. y Crespo, M. (2007). Quantification of the physiological and performance characteristics of on-court tennis drills. *British Journal of Sports Medicine, 42*(2), 146-151.

Reid, M., Duffield, R., Minett, G. M., Sibte, N., Murphy, A. P. y Baker, J. (2013). Physiological, perceptual, and technical responses to on-court tennis training on hard and clay courts. *Journal of Strength and Conditioning, 27*(6), 1487-1495.

Reilly, T., Morris, T. y Whyte, G. (2009). The specificity of training prescription and physiological assessment. A review. *Journal of Sports Sciences, 27*(6), 575-589.

Rodríguez, A. C. (2012). *El pádel de competición. Análisis de las respuestas fisiológicas, físicas y psicológicas*. Tesis doctoral: Universidad de Málaga.

Sanderson, F. H. y Way, K. I. M. (1977). The development of an objective method of game analysis in squash rackets. *British Journal of Sports Medicine, 11,* 118.

Schonborn, R. (1999). The return of serve. En M. Crespo, D. Miley y M. Reid (Eds.), *Top Tennis Coaching-Proceedings of the 11th ITF WWCW.* London: ITF.

Schorer, J., Neumann, J., Cobley, S. P., Tietjens, M. y Baker, J. (2011). Lingering effects of relative age in basketball players' post athletic career. *International Journal of Sports Science and Coaching, 6*(1), 143-148.

Seliger, V., Ejem, M., Pauer, M. y Safarik, V. (1973). Energy metabolism in tennis. *Internationale Zeitschrift für Angewandte Physiologie, 31*, 333-340.

Smekal, G., VonDuvillard, S. P., Rihacek, C., Pokan, R., Hofmann, P., Baron, R., Tschan, H. y Bachil, N. (2001). A physiological profile of tennis match play. *Medicine and Science in Sports and Exercise, 33*(6), 999-1005.

Tippet, M. L., Stofan, J. R., Lacambra, M. y Horswill, C. A. (2011). Core temperature and sweat responses in professional women's tennis players during tournament play in the heat. *Journal of Athletic Training, 46*(1), 55-60.

Torres, G., Cabello, D. y Carrasco, L. (2004). Functional differences between tennis and badminton in young sportsmen. *Science and Racket Sport, III* (pp. 185-189). London and New York

Unierzyski, P. y Wieczorek, A. (2003). Comparison of tactical solutions and game patterns in the finals of two grand slam tournaments in tennis. En: A. Lees, J.F. Kahn e I.W. Maynard (Eds.), *Science and Racket Sports III* (pp. 69-174). London and New York.

Varley, M. C., Fairweather, I. H. y Aughey, R. J. (2012). Validity and reliability of GPS for measuring instantaneous velocity during acceleration, deceleration, and constant motion. *Journal of Sports Sciences, 30*(2), 121-127.

Vuckovic, G., Dezman, B., Erculj, F., Kovacic, S. y Pers, J. (2006). Differences between the winning and the losing side in terms of the distance covered during squash matches. In Third world congress of science and racket sports. *Journal of Sports Sciences, 24*(4), 333-353.

Weber, K., Pieper, S. y Exler, T., 2007. Characteristics and significance of running speed at the Australian Open 2006 for training and injury prevention. *Medicine and Science in Tennis*, *12*, 14-17.

Westerblad, H., Allen, D. G. y Lännergren, J. (2002). Muscle fatigue: lactic acid or inorganic phosphate the major cause? *News in Physiological Sciences, 17*(1), 17-21.

Williams, A. M., Ward, P., Smeeton, N. J. y Allen, D. (2004). Developing anticipation skills in tennis using on-court instruction: perception versus perception and action. *Journal of Applied Sport Psychology, 16*(4), 350-360.

Wisbey, B., Montgomery, P. G., Pyne, D. B. y Rattray, B. (2010). Quantifying movement demands of AFL football using GPS tracking. *Journal of Science and Medicine in Sport, 13*(5), 531-536.

Yamanaka, K, Haga, S. y Shindo, M. (1988). Time and motion analysis in top class soccer games. *Science and Football*, 334-340.

ANEXOS

ANEXO I

Hoja informativa y consentimiento informado

HOJA INFORMATIVA

EVALUACIÓN DE LOS PATRONES DE MOVIMIENTO DE LA COMPETICIÓN PARA OPTIMIZAR EL PROCESO DE ENTRENAMIENTO EN LA ÉLITE DEL TENIS DE FORMACIÓN A PARTIR DE LA TECNOLOGÍA GPS.

INVESTIGADOR RESPONSABLE: *Carlos Galé Ansodi*. Email: cgale001@ikasle.ehu.es
Departamento de Educación Física y Deportiva. Tel.: 945013500
Facultad de Ciencias de la Actividad Física y el Deporte de la UPV/EHU C/Lasarte 71, 01008 Vitoria, Álava

- Nos dirigimos a usted para informarle y solicitar su colaboración en un Proyecto de Investigación que ha sido aprobado por el Comité de Ética (CEISH) de la Universidad del País Vasco/EHU de acuerdo con la Ley 14/2007, de 3 de julio.
- La necesidad de conocer las demandas físicas de jugar uno o varios partidos de competición en jóvenes tenistas puede aportarnos una información pertinente para optimizar su proceso de entrenamiento con el objetivo de mejorar su rendimiento al tiempo que evitar posibles lesiones. Con este objetivo se pretende llevar a cabo la valoración, portando dispositivos GPS adaptados al deporte, de diferentes variables físicas en varios partidos de un mismo torneo en jóvenes jugadores de tenis que tienen una clara orientación hacia el rendimiento. Por este motivo le vamos a solicitar llevar un dispositivo GPS en los partidos que dispute. Existe la posibilidad de que el sujeto sienta cierta incomodidad al colocarse el chaleco con el GPS, pero éste permite una movilidad total de las extremidades superiores por lo que no va a condicionar el rendimiento del jugador. No obstante se realizarán unas pruebas previas a los partidos del torneo para que los sujetos se familiaricen con la presencia del GPS en su espalda y no se sientan incómodos.
- La participación en este estudio es voluntaria y Ud. no va a recibir ninguna compensación económica. Así mismo, la negativa a participar en la investigación no tendrá ninguna repercusión en su dinámica de entrenamientos o competiciones con su club.
- El tratamiento de sus datos personales se ajustará a lo dispuesto en la Ley Orgánica 15/1999, de 13 de diciembre, y usted podrá ejercer los derechos de acceso, modificación, oposición y cancelación, poniéndose en contacto con el investigador responsable.
- Los datos recogidos mediante la tecnología GPS (*Global positioning system*) para el estudio estarán identificados mediante un código y solo el investigador responsable del estudio podrá relacionarlo con sus datos personales.
- Cualquier nueva información que se descubra durante su participación referente al estudio o que sea relevante para su salud, le será comunicada por el investigador responsable.
- Si usted decide retirar el consentimiento para participar en este estudio, no se añadirá ningún dato nuevo a la base de datos, y puede exigir la destrucción de todos los datos identificables previamente retenidos para evitar la realización de nuevos registros utilizándose los GPS.
- También debe saber que puede ser excluido del estudio si los investigadores lo consideran oportuno. En cualquiera caso, usted recibirá una explicación adecuada del motivo que ha ocasionado su retirada del estudio.

En....................................., a ...... de .... de 201....

CONSENTIMIENTO INFORMADO

EVALUACIÓN DE LOS PATRONES DE MOVIMIENTO DE LA COMPETICIÓN PARA OPTIMIZAR EL PROCESO DE ENTRENAMIENTO EN LA ÉLITE DEL TENIS DE FORMACIÓN A PARTIR DE LA TECNOLOGÍA GPS.

INVESTIGADOR RESPONSABLE: *Carlos Galé Ansodi*. Email: cgale001@ikasle.ehu.es
Departamento de Educación Física y Deportiva. Tel.: 945013500
Facultad de Ciencias de la Actividad Física y el Deporte de la UPV/EHU C/Lasarte 71, 01008 Vitoria, Álava

• El laboratorio de Investigación de la Facultad de Ciencias de la Actividad Física y el Deporte de la Universidad del País Vasco/Euskal Herriko Unibertsitatea (UPV/EHU), solicita su colaboración para permitir que lleve en partidos de competición un dispositivo GPS a su espalada que nos permita realizar el registro de parámetros relacionados con el desplazamiento y los impactos que pueden ayudarnos a conocer con mayor detalle las demandas físicas de la competición. Portar un dispositivo GPS en un chaleco especialmente diseñado para ello no supone ningún riesgo para su salud. Además, previo a la utilización en partidos de competición se llevarán a cabo unas sesiones de familiarización con él.

• Declaro que he leído la hoja de información, he podido hacer preguntas y he sido adecuadamente informado acerca del Proyecto de Investigación: ***"Evaluación de los patrones de movimiento de la competición para optimizar el proceso de entrenamiento en la élite del tenis de formación a partir de la tecnología gps"*** que se va a llevar a cabo por miembros de la Departamento de Educación Física y Deportiva de la UPV/EHU.

• Todos los datos personales que nos has proporcionado para esta investigación son confidenciales. Los protegeremos tal y como nos obligan las leyes y solo los utilizaremos para la investigación que te hemos explicado, aunque esto puede requerir que los enviemos a otros grupos de investigación que colaboran con nosotros. En ese caso, nunca les enviaríamos tu nombre o cualquier dato que pudiera identificarte.

• Los datos personales facilitados para este proyecto de investigación serán tratados con absoluta confidencialidad de acuerdo con la Ley de Protección de Datos (LOPD). Se incluirán en el fichero de la UPV/EHU de referencia "*INB - Formación y Rendimiento*" y sólo se utilizarán para los fines del proyecto. Pueden consultarse en cualquier momento los datos facilitados o solicitar que se rectifiquen o cancelen o simplemente que no sean utilizados para algún fin concreto de esta investigación. La manera de hacerlo es dirigiéndose al Responsable de Seguridad LOPD de la UPV/EHU, Rectorado, Barrio Sarriena, s/n, 48940 Leioa-Bizkaia. Para más información sobre protección de datos recomendamos consultar nuestra página web www.ehu.es/babestu.

• Una vez finalizada la investigación, Ud. tendrá a su disposición toda la información relativa a los resultados obtenidos en el mismo por usted (márquese con una X): deseo recibir información ( ) ó NO deseo recibir información ( ).

• Además, Ud. puede decidir/optar por la destrucción de los datos o autorizar su utilización en futuros proyectos relacionados con esta línea de investigación por parte de este grupo de investigación (márquese con una X): destruir ( ) ó autorizar ( ).

• He hablado con el investigador y comprendo que mi participación es voluntaria y que, por lo tanto, puedo retirarme del estudio cuando quiera, sin tener que dar explicaciones y sin que esto suponga represalias de ningún tipo.

• Participo libremente en el estudio y doy mi consentimiento para el acceso y utilización de mis datos en las condiciones detalladas en la hoja de información.

Deportista: ………………………………………………………… Fdo:
D.N.I…………………………………

Tutor legal: ……………………………………………………… Fdo:
D.N.I…………………………………

Investigador Responsable: …………………………………….
Fdo:

En ………………………., a….de ……………….de 201…

ANEXO II

Informe favorable del Comité de Ética para investigaciones con seres humanos (CEISH) de la Universidad del País Vasco (UPV/EHU)

Informe certificado de la CEID	C-6
Nº: CEISH/183/2012/GALE ANSODI	

D. Fernando Plazaola Muguruza, Presidente de la Comisión de Ética de la Investigación y la Docencia (CEID) de la Universidad del País Vasco (UPV/EHU)

CERTIFICA que:

La línea de investigación con título **"Descripción de las demandas físicas de tenistas infantiles y cadetes de alto nivel sobre pista rápida"** presentado por el investigador principal D. **Carlos Galé Ansodi** para su evaluación por el Comité de evaluación ética CEISH, se adecua a las exigencias metodológicas, éticas y jurídicas vigentes.

Lo que queda recogido en el acta Nº 35 de la reunión ordinaria del Comité evaluador CEISH celebrada en el Rectorado de la UPV/EHU con fecha 19 de diciembre de 2012.

Y para que así conste donde proceda extiende el presente

Informe certificado favorable

En Leioa a 15 de enero de 2013

Periodo de validez: de 19 de diciembre de 2012 al 18 de diciembre de 2015

Presidente/a de la CEID	Presidente/a del CEISH
Fdo.: Fernando Plazaola Muguruza	Fdo.: Nekane Balluerka Lasa

Nik, Jose Luis Martin González jaunak, UPV/EHUko idazkari nagusiak, ziurtatzen dut dokumentu hau hitzez hitz datorrela bat jatorrizkoarekin.
Idazkaritza Nagusiko bulegoko buruak (2. zu...) izenpetua, 2013ko urtarrilaren 10eko erabakiaren bidez izenpea eskuordetuta.
Leioa, 2013 (e)ko urtarrile (a)ren 24

José Luis Martín González, Secretario General de la UPV/EHU, certifica que el presente documento concuerda literalmente con el original.
Por delegación de firma, en virtud de la Resolución de 10 de enero de 2013, la jefe de Negociado de Secretaría General (dol. 2).
Leioa, 24 de enero de 2013

ANEXO III

Ejemplos de informes de la aplicación Sprint v.5.1.4 y hoja de registro

III.1. Informe tipo de las demandas físicas con variables de velocidad

III.2. Informe tipo de análisis de movimientos inerciales (IMA)

III.3. Hoja de registro de la duración de los partidos

III.1.

Catapult Sprint Individual Report

federación aragonesa de tenis

Player Name	{None}
Date	26Dec2013
Description	CUARTOS_AITANA

Summary

Period:				Session		
Start Time: (h:m:s)			15:15:19			15:15:19
Duration: (m:s)			1:12:45			1:12:45
Distance: (m)			2764			2764
Meterage: (m/min)			38,0			38,0
Player Load:			347			347
HR:[Min | Mean | Max]	0	0	0	0	0	0
Efforts over 0/0,56/1,95 m/s:	0	334	42	0	334	42
Acc. > 1/2/4 m/s²:	7	2	0	7	2	0
Rest Time: (m:s)			8:11,5			8:11,5
Max. Vel: (m/s)			3,0			3,0
Work:Rest Ratio:			0,00			0,00
Exertion Index			10,02			10,02
Exertion Index/min			0,14			0,14
Field Time			1:12:45			1:12:45
Bench Time			0:00:00			0:00:00
Peak Meta. Power (W/kg)			44,36			44,36
Energy (KJ/kg)			11,06			11,06
Energy (Cal/kg)			2,64			2,64
Est. Dist			3350			3350
EDI			1,21			1,21

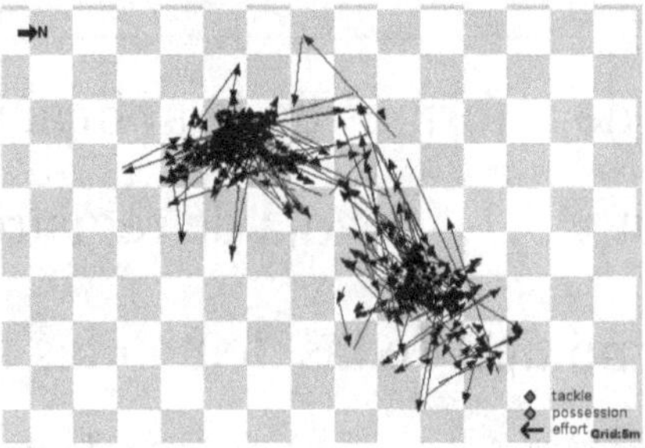

Bands

Vel. Band		Colocació	Trote	Baja inten
Dist. (Est.)	m	530	2063	161
	%	19	75	6
Time	s	44:27,2	26:56,7	1:09,1
	%	61	37	2

Effort Length/Duration

Efforts	#	0		334		42	
Average	m|s	0	0	6	5	4	2
Min	m|s	0	0	0	1	2	1
Max	m|s	0	0	33	24	12	5
0-5 m	#	0		179		34	
5-10 m	#	0		79		7	
10-40 m	#	0		76		1	
40+ m	#	0		0		0	

Start Accel.	0-1 m/s²	#	0	78	18
	1-2 m/s²	#	0	101	8
	2-4 m/s²	#	0	100	12
	4+ m/s²	#	0	55	4

Recovery Times	0-0.5 mins	#	323	323	8
	0.5-1 mins	#	9	9	11
	1-2 mins	#	1	1	10
	2-5 mins	#	0	0	10
	5+ mins	#	0	0	2

Accel. Bands	Acc. Band		-20--4 m/s²	-4--2 m/s²	-2--1 m/s²	-1-0 m/s²	0-1 m/s²	1-2 m/s²	2-4 m/s²	4-20 m/s²
	Dist. (Est.)	m	1	26	65	758	1352	102	48	18
		%	0	1	3	32	57	4	2	1
	Time	s	0:02,3	0:32,2	1:45,2	11:12,0	56:05,1	2:04,8	0:47,5	0:15,9
		%	0	1	2	15	77	3	1	0
	Efforts	#	0	5	7	468	1255	7	2	0

RHIE	Total Bouts		0		
	Efforts per Bout		0	0,0	0
	Effort Duration	s	0,0	0,0	0,0
	Effort Recovery	s	0,0	0,0	0,0
	Bout Recovery	s	0,0	0,0	0,0

Player Load	P.L. Band		0-1	1-2	2-3
	Time	s	1:09:41,9	3:02,4	0:00,6
		%	96	4	0
	Mean		0,07	0,32	0,65

P.L. Variants	Period:		Session
	3D	347	347
	2D	216	216
	Slow	333	333
	1D - Fwd %	26	26
	1D - Side %	29	29
	1D - Up %	46	46

Metabolic Power	Band:		0-10 W/kg	10-20 W/kg	20-35 W/kg	35-55 W/kg
	Time	s	54:41,1	1:17,9	0:12,3	0:01,0
	% Time	%	75	2	0	0
	Avg. Power	W/kg	2,96	12,62	25,02	38,87
	Efforts	#	0	25	2	0

III.2.

Catapult Sprint Inertial Movement Analysis (BETA)

Player Name	ALBERTO COLAS
Date	29Dec2012

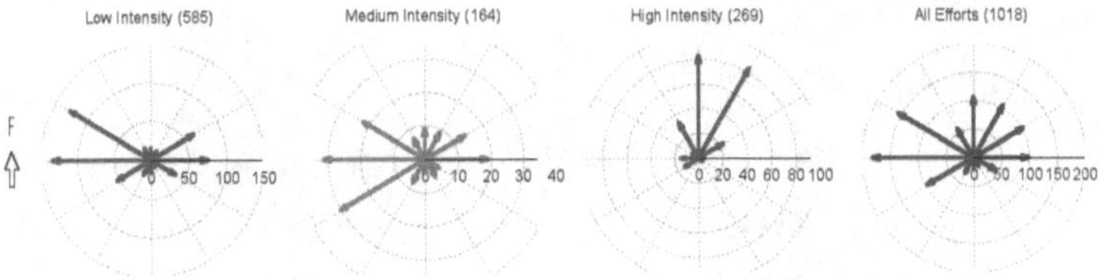

Accelerations & Change of Directions

Event Count			Session
ACCELERATIONS			
Low	46	46	46
Medium	24	25	25
High	197	198	198
DECELERATIONS			
Low	48	48	48
Medium	18	18	18
High	3	3	3
LEFT - CHANGE OF DIRECTION			
Low	314	314	314
Medium	83	83	83
High	35	35	35
RIGHT - CHANGE OF DIRECTION			
Low	177	177	177
Medium	38	38	38
High	33	33	33

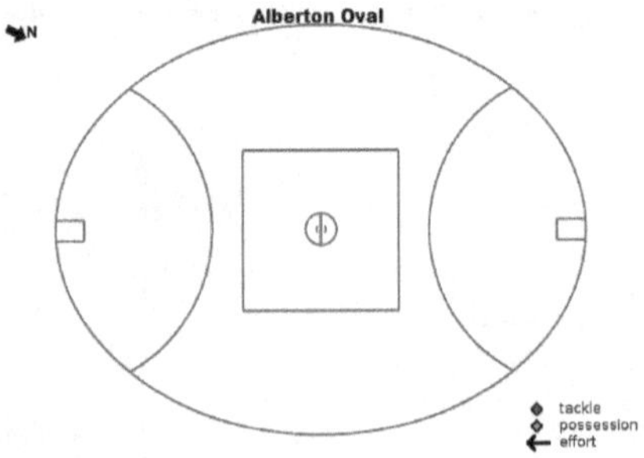

Free Running

Averages and Totals						
24 events	21 seconds		0,21% time		1,45 Avg Stride Rate	
Detail - Events and Avg Stride Rate (Strides/Second)						
Event Count					Session	
0-2.5 sec	22	1,48	23	1,48	23	1,48
2.5-5 sec	1	1,31	1	1,31	1	1,31
5+ sec	0	0,00	0	0,00	0	0,00

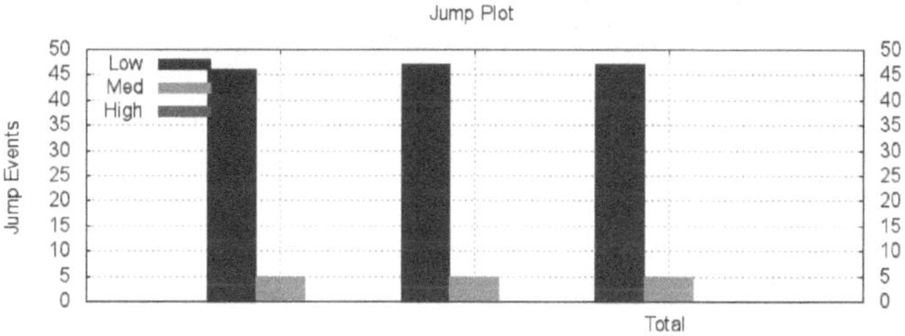

Jumps

Event Count			Session
Low	46	47	47
Med	5	5	5
High	0	0	0

DÍA	HORA	JUGADOR	CATEGORIA	RANKING	CHALECO	GPS	HORA INICIO	HORA FINAL
SÁBADO 28 12	15 HORAS	PABLO ANG.	BENJAMIN	4	NARANJA S	4560	15.33	16.47
		ARMANDO	BENJAMIN	2	NARANJA M	4071	15.13	16.47
		BLANCA	BENJAMIN	1	M	4072	15.12	16.19
		CARLOTA MAYOR	ALEVIN	5	NARANJA S	4073	15.11	16.05
		PAULA	ALEVÍN	2	M	4074	15.15	16.09
		EVA GUIRAL	ALEVIN	4	M	11674	15.15	16.09
	16,30 HORAS	ALVARITO	INFANTIL	1	NARANJA S	11675	16.39	18.39
		MANU	INFANTIL	3	M	11674	16.39	18.39
		OSCAR	INFANTIL	2	NARANJA S/M	4074	16.46	18.31
		CLAUDIA	INFANTIL	4	L	11677	16.37	17.39
		CARLOTA	INFANTIL	1	M	11679	16.37	17.39
		ALBERTO	INFANTIL	4	M	4073	17.02	19.02
		ALVARO	CADETE	2	M	11676	16.34	18.27
		MILOU	INFANTIL	2	M	4072	16.47	18.09
	18,00 HORAS	TOÑO	JUNIOR	2	M/L	4071	18.45	19.45
		LAURA GIL	CADETE	2	M	11678	18.52	19.47
		ISABEL FOR	CADETE	1	L	4560	18.41	19.25
		JAVI	JUNIOR	1	L	11674	19.16	20.05
		FALCETO	JUNIOR	2	L	11679	19.03	19.59
		NATALIA	JUNIOR	4	M	11677	19.03	19.59

ANEXO IV

Galé, C., Castellano, J., Usabiaga, O. (2013). Descripción de las demandas físicas en competición de jugadores de tenis en etapa de formación mediante el uso de la tecnología GPS. IX Congreso Nacional de Ciencias del Deporte y la Educación Física. Pontevedra.

Autor(es): CARLOS GALÉ ANSODI, JULEN CASTELLANO PAULIS, OIDUI USABIAGA ARRUABARRENA
Entidad(es): UNIVERSIDAD DEL PAÍS VASCO (UPV/EHU)
Congreso: IX Congreso Nacional de Ciencias del Deporte y la Educación Física. Seminario Nacional de Nutrición, Medicina y Rendimiento Deportivo. Pontevedra, 9-11 Mayo 2013
ISBN: 978- 84-938695-3-3
Palabras Clave: Competición, Gps, Tenis.

DESCRIPCIÓN DE LAS DEMANDAS FÍSICAS EN COMPETICIÓN DE JUGADORES DE TENIS EN ETAPA DE FORMACIÓN MEDIANTE LA TECNOLOGÍA GPS

RESUMEN COMUNICACIÓN/PÓSTER

El objetivo del presente estudio es describir el perfil de las demandas físicas exigidas en competición a los jugadores de categorías de formación en tenis mediante el uso de la tecnología GPS. Para ello, se contó con la colaboración de 12 participantes (3 varones y 9 féminas) de las categorías Alevín, Infantil, Cadete y Junior, con una edad media de 14,06 ±2,22 años. Se monitorizaron un total de 28 partidos de competición pertenecientes al Máster Regional de la Comunidad de Aragón, obteniendo 30 registros gracias al uso de los dispositivos GPS MinimaxX Team Sports 4.0 (Catapult Innovation, Australia) con una frecuencia de muestreo de 10 Hz. Los principales resultados obtenidos dan información general de todas las categorías, que recorren una distancia media de 2868,80 ±357,08 metros y se desplazan a una velocidad media 2,60 ±0,40 m•s-1. Analizando cada categoría en particular, vemos como los Infantiles son los que menos metros recorren por unidad de tiempo 41,03 ±4,28 m•min-1 pero lo hacen a mayor intensidad 2,77 ±0,44 m•s-1 y los Cadetes los que más distancia recorren 45 ±14,16 m•min-1 pero lo hacen a menor intensidad 2,49 ±0,41 m•s-1. Si se analizan las aceleraciones realizadas a máximo rango de velocidad (4-20 m•s-1) vemos como los Infantiles recorren mayor distancia, 0,63 ±0,51 m•min-1 que el resto de categorías. Con todos los resultados y gracias al indicador de carga global (Player Load) se observa que la categoría Infantil es la más exigente 782,37 ±340,59 UA y la Cadete la que menos exigencia presenta 661,36 ±221,57 UA. Esta información sobre las diferencias entre las demandas de la competición de cada una de las categorías permitirá diseñar entrenamientos más específicos y adaptados a las demandas de la competición.

Introducción

El perfil físico de los deportistas viene determinando por las características de las acciones que éstos deben realizar en la competición. Por tanto, se antoja indispensable conocer cuáles son estas características para poder proponer un entrenamiento acorde y adaptado a nuestros tenistas que les permita responder de la mejor forma posible a las exigencias físicas a las que se enfrentan en una pista de tenis.

Desde hace décadas, la monitorización con la tecnología GPS (Global System Position) de los movimientos desarrollados por los deportistas durante el entrenamiento o la competición está siendo un tema de interés para los científicos y, recientemente, también en el ámbito formativo en disciplinas como el fútbol (Buchheit, Méndez-Villanueva, Simpson, y Bourdon, 2010; Harley, et al., 2010) el fútbol australiano (Brewer, Dawson, Heasman, Stewart, & Cormack, 2010) y el criquet (Petersen, Pyne, Dawson, Portus, & Kellett, 2010). El seguimiento realizado, posibilita conocer los requerimientos físicos a los que son sometidos los jugadores, permitiendo intervenir de una forma específica en el entrenamiento y evaluar el rendimiento durante las competiciones (Carling, Bloomfield, Nelsen, & Reilly, 2008).

El estudio de las demandas físicas del tenis ha sido desarrollado mediante la observación de los partidos, analizando la duración de los puntos, el tiempo efectivo de juego, la relación trabajo:descanso o los metros recorridos en los diferentes juegos (Fernández-Fernández, Méndez-Villanueva, Pluim, Fernández-García, & Terrados, 2006). Otros autores como Comellas & López (2001) describen el tenis como un deporte que se caracteriza por acciones muy intensas combinadas con otras de larga duración y de intensidad moderada. Por tanto, si se aplica la tecnología GPS a la competición del tenis, permitiría conocer detalladamente la intensidad de todas las acciones gracias a la cuantificación de la distancia recorrida por los deportistas, los diferentes rangos de velocidad a los que se desplazan durante los partidos, la velocidad y dirección de las aceleraciones realizadas, la velocidad media y máxima alcanzada durante el partido, tal y como se ha realizado en el pádel (Rodríguez, 2012).

Las investigaciones actuales en el tenis, han utilizado los GPS para medir la distancia y la velocidad de los desplazamientos del jugador en partidos de entrenamiento (Reid, Duffield, Dawson, Baker, & Crespo, 2007). Estos desplazamientos se caracterizan por ser cortos e intensos, ya que las dimensiones de la pista no permiten alcanzar grandes velocidades ni recorrer grandes distancias, por lo que para su correcta evaluación los dispositivos deberán tener una alta frecuencia de muestreo (Duffield, Reid, Baker, & Spratford, 2010), entendiendo por frecuencia de muestreo la cantidad de información que el dispositivo recibe por unidad de tiempo, es decir, cuantos más datos obtenga por segundo, más precisos serán los datos obtenidos. Pero las demandas físicas de los entrenamientos con los partidos de competición en tenis son diferentes (Fernández-Fernández, Fernández-García, Méndez-Villanueva, & Terrados, 2005), de la misma forma que en otros deportes como el fútbol, las exigencias de los entrenamientos no se corresponden con las de los partidos (Casamichana & Castellano, 2011).

En esta línea de trabajo, el estudio actual supone la posibilidad de avanzar e innovar en el deporte del tenis, ya que actualmente son muy pocos los estudios publicados en este deporte que se centren el estudio de la competición. Aplicar la tecnología en el ámbito del tenis de formación supondrá conocer más detalladamente las características de los desplazamientos así como la carga física a la que están sometidos los tenistas. En consecuencia, los resultados del estudio podrían aportar información para ajustar los entrenamientos y posibilitar una mejora del rendimiento de los tenistas, así como establecer diferentes estrategias que permitan prevenir lesiones de los jóvenes jugadores promesas en su carrera hacia la excelencia.

Partiendo de esta idea y tras no encontrar ninguna publicación científica que analice las demandas físicas del tenis en competición, se propone como objetivo de este estudio describir el perfil de las demandas físicas exigidas en competición a los jugadores de categorías de formación en tenis mediante el uso de la tecnología GPS.

Método

Participantes

12 participantes (3 varones y 9 féminas) de las categorías Alevín, Infantil, Cadete y Junior, con una edad media de 14,06 ±2,22 años. Todos los participantes pertenecen a las Escuelas Territoriales de la Federación Aragonesa de Tenis y para su inclusión se tuvieron en cuenta una serie de requisitos, como que llevasen compitiendo al máximo nivel entre 3 y 5 años y que en la actualidad se encontrasen en los mejores puestos del ranking de su categoría. El número de registros totales tras el desarrollo del torneo ha sido de 30, obteniendo variaciones en el número de datos de las diferentes categorías, ya que en función de las eliminatorias que fueron superando los jugadores en el torneo, el número de registros varió de uno a cinco por jugador. La realización del proyecto ha sido autorizado por el Comité de Ética de la Universidad del País Vasco (CEISH) y todos los sujetos aceptaron libremente la participación en el estudio mediante la firma de un consentimiento informado.

Materiales e Instrumentos

- 6 unidades GPS del modelo MinimaxX Team Sports 4.0 (Catapult Innovation, Australia) con un frecuencia de muestreo de 10 *Hz*.: Estos dispositivos GPS reciben la información codificada, a través de la señal emitida de al menos 3 satélites, para registrar la información referente al tiempo, a la posición y a la velocidad (Larsson, 2003). Gracias a ello, podemos monitorizar la carga externa de los deportistas en partidos y entrenamientos, y concretamente en el tenis ya que, autores como Castellano, Casamichana, Calleja-González, San Román, & Ostojic (2011) han validados el uso de estos dispositivos de 10 Hz en distancias cortas. En relación a la fiabilidad de los dispositivos, encontramos investigaciones realizadas, que han demostrado que en distintos momentos del día, se registran datos similares, con lo que no afecta la distinta configuración de los satélites (MacLeod, Morris, Nevill, & Sunderland, 2009; Petersen et al., 2010).
- Chaleco portador del dispositivo GPS: En el ámbito deportivo, los dispositivos receptores portátiles GPS se introducen en una pequeña mochila almohadillada (arnés) incorporada a la espalda del jugador, justo debajo del cuello. Este arnés es ajustado de manera que no se mueva y no provoque ningún malestar durante su uso. Además, existen diferentes tallas de los chalecos (s/m/xl), por lo que cada jugador

escogía su chaleco en función de sus dimensiones corporales, facilitando así la mayor comodidad en el jugador.

- Software Catapult Sprint 5.0 y Logan Plus Ink.: se trata del programa informático necesario para descargar los datos obtenidos mediante los dispositivos GPS. Una vez descargados, este software permite organizarlos y analizarlos mediante diferentes gráficos e incluso existe la posibilidad de ver la reproducción de los movimientos de los jugadores por el espacio. Además, permite exportar un informe detallado con los datos que consideremos importantes para hacérselo llegar al deportista o al entrenador.
- IBM SPSS Statistics 20.0: software que permite realizar un análisis estadístico de las variables analizadas procedentes de los datos de los GPS.
- Cronómetro CASIO HS-3 Basic Trainer V. 1.2.0: utilizado para registrar la duración de los diferentes partidos.

Procedimiento

En primer lugar, se realizaron una serie de pruebas con los participantes en el estudio a los cuales se les colocaron los dispositivos GPS en seis sesiones de entrenamiento y en partidos simulados, con el objetivo de familiarizar a los deportistas con la presencia del nuevo material. Durante las sesiones de entrenamiento, los jugadores probaron diferentes chalecos y se colocaron varias prendas de ropa mientras jugaban, hasta encontrar la forma con la cual se encontraban más cómodos. Una vez que los jugadores ya sabían la talla del chaleco correspondiente y qué prendas de ropa le permitían desenvolverse con mayor comodidad, les asignamos un número de dispositivo.

Se registraron 28 partidos de competición de los cuales se obtuvieron 30 registros pertenecientes al Máster Regional de la Comunidad de Aragón, celebrado en las instalaciones de la Federación Aragonesa de Tenis (FAT) los días 26, 27, 28 y 29 de Diciembre de 2012. Todos los partidos eran de la modalidad de individuales y se disputaron en cinco de las pistas reglamentarias de las instalaciones de la FAT, con la presencia de un juez de silla y un juez árbitro quien permitió la monitorización de los partidos mediante los GPS. Todos los partidos se desarrollaron en horario de tarde, entre las 15:00 y las 20:00 horas, con unas condiciones climatológicas muy similares en relación al viento, temperatura y humedad. Los jugadores disponían de 24 horas de recuperación como mínimo entre los partidos de las diferentes eliminatorias. Los participantes en el estudio estaban citados media hora antes del comienzo del partido, momento en el cual se les colocaba el chaleco que ellos habían elegido previamente, y a continuación realizaban un calentamiento estandarizado y similar para todos ellos. Los dispositivos GPS eran conectados 20 minutos antes de la hora del partido, siguiendo las indicaciones del fabricante para que el dispositivo pueda ubicarse correctamente en el espacio. Una vez que los participantes terminaban el calentamiento, se les colocaba el dispositivo asignado en el chaleco que ya llevaban puesto, asegurándonos de que el jugador se encontrase cómodo y no demostrase ningún problema de movilidad.

Cuando el partido comenzó, se registró la hora de comienzo en la planilla elaborada y se cronometró la duración del partido hasta la finalización del mismo. Durante el desarrollo del partido fueron monitorizadas diferentes variables físicas como distancia recorrida (total y a diferentes rangos de intensidad), la velocidad media y máxima, así como el número y tipología de las aceleraciones de los desplazamientos de los jugadores; a partir de los cuales se estimarán diferentes indicadores globales de carga física utilizando los dispositivos GPS. Al finalizar el partido, el jugador se retiraba el chaleco con el dispositivo GPS donde el responsable procedía a su recogida. Este procedimiento se desarrolló de manera similar con todos los jugadores registrados sin observar ninguna incidencia.

Después del registro, los datos fueron descargados a un ordenador portátil a través del software Catapult Sprint 5.0 y posteriormente se realizaron los análisis estadísticos pertinentes.

Resultados

El análisis de los resultados obtenidos en la presente investigación se realizará mediante estadísticos descriptivo, gracias a los cuales se podrán conocer las diferencias de las variables analizadas agrupadas en las diferentes categorías.

En primer lugar, tal y como reflejan la Tabla 1, se pueden observar los estadísticos descriptivos referentes a la distancia media recorrida (DT) por todos los jugadores 2868,80 ±357,08 m. y esa misma distancia en función de los minutos que ha durado el partido 43,21 ±9,60 $m \cdot min^{-1}$. Este dato será más interesante para describir las exigencias del mismo, ya que si no se tuviese en cuenta la duración del partido, los resultados podrían variar mucho debido a la inexistencia de tiempo límite de juego en el tenis. Además, existe la posibilidad de conocer la velocidad media 2,60 ±0,40 $m \cdot s^{-1}$ y máxima 3,93 ±0,48 $m \cdot s^{-1}$ a la que se han desplazado los jugadores.

La Tabla 2 y Figuras 1 y 2 muestran como la categoría Cadete es la que más distancia recorre por unidad de tiempo (Dt.min) 45 ±14,16 $m \cdot min^{-1}$, mientras que los Infantiles son los que menos metros corren 41,03 ±4,28 $m \cdot min^{-1}$. Pero para conocer la exigencia de cada categoría, se antoja indispensable conocer la velocidad media (Vmedia) a la que se realizan esos desplazamientos Se puede apreciar como los Infantiles son los que a mayor velocidad media se desplazan 2,77 ±0,44 $m \cdot s^{-1}$, mientras que los Cadetes presentan los valores más bajos 2,49 ±0,41 $m \cdot s^{-1}$. Por tanto, esto indica que los Infantiles se desplazan menos metros pero a mayor velocidad, mientras que los Cadetes se desplazan más metros pero a velocidades inferiores.

En la línea de los propuesto por Rodríguez (2012) que estableció diferentes zonas de intensidad, en el presente estudio se establecieron cuatro categorías de intensidad para los desplazamientos en tenis: *Colocación (0,00-0,55* $m \cdot s^{-1}$*)*, *Trote (0,56-1,94* $m \cdot s^{-1}$*)*, *Baja intensidad (1,95-3,75* $m \cdot s^{-1}$*)* y *Alta intensidad (3,76-5,00* $m \cdot s^{-1}$*)*. En la Tabla 3 aparece la distancia recorrida por los jugadores de cada categoría en cada uno de los rangos de velocidad. Se puede observar como la mayor parte de la distancia en todas las categorías se realizan a *Trote*, siendo los jugadores Cadetes los que más distancia recorren a este rango de velocidad 38,08 ± 18,24 $m \cdot min^{-1}$. Si nos detenemos en las acciones a *Alta intensidad*, vemos que son los Infantiles los que más distancia recorren 0,21 ±0,21 $m \cdot min^{-1}$, de nuevo es la categoría de Infantil la que más intensidad muestra en los partidos, tal como refleja la Figura 3.

La Tabla 4 muestra resultados referentes a las aceleraciones, variable de gran interés para el tenis, ya que debido a las escasas dimensiones de la pista, tendrá mayor importancia que la velocidad en el rendimiento del jugador. De la misma forma que con la velocidad, se han establecido rangos de intensidad para las aceleraciones, en este caso son ocho, diferenciando entre aceleraciones (valor positivo) y desaceleraciones (valor negativo). Se aprecia como en todas las categorías se repite el mismo resultado, es decir, mayor número de metros recorridos a intensidades entre 0 y 1 $m \cdot s^{-1}$. Debido a que el tenis es un deporte de acciones cortas de alta intensidad, consideramos de mayor importancia analizar aquellas aceleraciones desarrolladas a máximas intensidades (2-4 $m \cdot s^{-1}$), observando que los Alevines recorren 2 ±0,89 $m \cdot min^{-1}$ y los Infantiles 2 ±0,53 $m \cdot min^{-1}$. Tras analizar las aceleraciones realizadas a máximo rango de velocidad (4-20 $m \cdot s^{-1}$) se aprecia en la Figura 4 como los Infantiles recorren mayor distancia, 0,63 ±0,51 $m \cdot min^{-1}$ que el resto de categorías.

Para finalizar con el análisis descriptivo, es importante analizar una variable que indica la carga global a la que están sometidos los tenistas en los partidos de competición. En la Tabla 5 observamos como la categoría Infantil es la que mayor carga presenta 782,37 ±340,59 UA, mientras que los Cadetes son los que menor exigencia tienen 661,36 ±221,57 UA. Este indicador resume todos los resultados que se han obtenido hasta el momento, confirmando que los jugadores Infantiles son los que mayor exigencia física presentan, mientras que los Cadetes tienen menores exigencias físicas en los partidos de competición.

Discusión

El presente trabajo tuvo como objetivo describir el perfil de las demandas físicas exigidas en competición a los jugadores de categorías de formación en tenis mediante el uso de la tecnología GPS. Los resultados muestran algunas diferencias respecto a las demandas físicas soportadas por los jugadores en las diferentes categorías analizadas. Para conocimiento de los autores este es el primer trabajo que estudia mediante dispositivos GPS el perfil físico en partidos oficiales de competición de jugadores en formación en tenis. Además la escasa literatura científica encontrada al respecto nos ha obligado a introducir en la discusión datos de estudios procedentes de otros deportes, preferiblemente de raqueta.

La distancia recorrida por un jugador de tenis en un set es de 850 metros en partidos de 5 sets (Comellas & López, 2001), mientras que según los presentes resultados vemos como la distancia total del partido a 3 sets es de 2868,80 ±357,08 metros, lo que refleja que los tenistas recorren 956,26 ±119,02 metros en cada set. Cabe destacar que cuando se trata de partidos a 5 set la distancia recorrida en cada uno de ellos es ligeramente inferior, ya que la mayor duración del partido influirá negativamente en la distancia que cada jugador es capaz de recorrer. Si analizamos la velocidad media, Comellas & López (2001) sostienen que en partidos de 5 set la velocidad media es aproximadamente de 1,71 $m \cdot s^{-1}$ mientras que en nuestro estudio los valores de la velocidad media ascienden hasta 2,60 ±0,40 $m \cdot s^{-1}$. Estas diferencias pueden estar justificadas nuevamente por la mayor duración de los partidos, ya que debido a la fatiga en los últimos sets la velocidad del jugador podrí ser inferior que en los primeros, lo que conlleva una disminución de la velocidad media del partido.

Además, Comellas & López (2001) no utilizaron los sistema GPS para el análisis de los partidos, sino otros sistemas que no especifican, lo que puede dar lugar a las diferencias observadas.

Por el contrario, sí que encontramos otros estudios que han utilizado los dispositivos GPS en tenis, aunque solo se han registrado diferentes ejercicios de entrenamiento (Reid et al., 2007; Duffield et al., 2010). Debido a la diferencias existentes entre los ejercicios practicados por los participantes, se observan diferencias en las velocidades medias registradas por GPS de 5 *Hz*, así pues en los ejercicios que duran 60 segundos las velocidades medias son inferiores (1,87 ±0,24; 1, 67 ±0,12; 1,78 ±0,34 $m \cdot s^{-1}$) que en los ejercicios de 30 segundos de duración (2,21 ±0,39; 1,70 ±0,21; 1,89 ±0,45 $m \cdot s^{-1}$) (Reid et al., 2007). Al contrastar estos resultados con los de nuestro estudio podemos ver como todas las velocidades medias son inferiores a la obtenida en partidos reales de competición 2,60 ±0,40 $m \cdot s^{-1}$, lo que puede deberse a la mayor exigencia física a la que están sometidos los tenistas en los partidos oficiales. Esta afirmación contrasta con la investigación de Fernández-Fernández et al. (2005) donde analizan la carga interna del deporte, comparando los ejercicios habituales de entrenamiento con las exigencias de la competición, demostrando que la carga interna de los ejercicios técnicos de entrenamiento en pista son significativamente superiores a los valores de ésta en competición.

La velocidad máxima medida con dispositivos GPS de 5 *Hz* por los participantes en los ejercicios de entrenamiento que simulan un partido de tenis asciende hasta 4,9 ±1,2 $m \cdot s^{-1}$ (Duffield et al., 2010) mientras que en nuestro estudio la velocidad máxima alcanzada es de 3,93 ±0,48 $m \cdot s^{-1}$. Estas diferencias pueden deberse a la diferencias en la frecuencia de muestreo de los GPS, pero también a que las condiciones contextuales eran diferentes ya que en los ejercicios de entrenamiento los jugadores conocían la duración de los mismos y por tanto su nivel de esfuerzo se limitaba a un tiempo reducido, mientras que en los partidos el jugador debe regular sus esfuerzos e intensidades ya que la variabilidad en la duración del partido es un factor que debe tenerse en cuenta.

Los autores del presente estudio no han encontrado ningún trabajo que analice el perfil físico de los tenistas en función de las categorías, por este motivo no ha sido posible realizar una discusión con otros trabajos.

Conclusiones

- La tecnología GPS aplicada al tenis permite un conocimiento más detallado y preciso de las exigencias y características del deporte. Los datos obtenidos procedentes de los partidos de competición aportan información valiosa a los técnicos para proponer un entrenamiento específico y adaptado a las exigencias físicas de la competición.
- El perfil físico de cada una de las categorías quedará definido en función del análisis de variables como: Distancia total recorrida por unidad de tiempo, Velocidad media, Distancia recorrida a diferentes rangos de velocidad, en especial de alta intensidad, Aceleraciones realizadas y Player Load o indicador de carga global.
- La categoría Infantil es la que menos distancia recorren pero lo hacen a las intensidades más altas y por tanto la que mayor exigencia muestra para sus participantes. Mientras

que los Cadetes son los que más distancia recorren pero no lo hacen a intensidades altas lo que implican una menor exigencia física que el resto de categorías.

- Las categorías Junior y Alevín muestran unos resultados muy similares a pesar de las diferencias de edad, pero no hemos podido establecer diferencias importantes entre las mismas, lo que puede deberse a un escaso número de registros de dichas categorías.
- Son necesarios más estudios que permitan aumentar la muestra de participantes y de registros de cada una de las categorías para poder ser más precisos a la hora de determinar el perfil físico de cada categoría.

Agradecimientos

Este trabajo forma parte de un proyecto de investigación que ha sido subvencionado por la universidad del País Vasco (UPV/EHU), durante el periodo 2012-14 [Código 13523].

Referencias bibliográficas

Brewer, C., Dawson, B., Heasman, J., Stewart, G., & Cormack, S. (2010). Movement pattern comparisons in elite (AFL) and sub-elite (WAFL) Australian football games using GPS. *Journal of science and medicine in sport / Sports Medicine Australia*, *13*(6), 618–23. doi:10.1016/j.jsams.2010.01.005

Buchheit, M., Mendez-Villanueva, A., Simpson, B. M., & Bourdon, P. C. (2010). Match running performance and fitness in youth soccer. *International journal of sports medicine*, *31*(11), 818–25. doi:10.1055/s-0030-1262838

Carling, C., Bloomfield, J., Nelsen, L., & Reilly, T. (2008). The Role of Motion Analysis in Elite Soccer: Contemporary Performance Measurement Techniques and Work Rate. *Sports Medicine*, *38*(10), 839–862.

Casamichana, D., Castellano, J. (2011). Demandas físicas en jugadores semiprofesionales de fútbol: ¿se entrena igual que se compite? *Cultura, Ciencia y Deporte*, *6*(17), 121–127.

Castellano, J. Casamichana, D. Calleja-González, J. San Román, J. & Ostojic, S. (2011). Reliability and accuracy of 10 Hz GPS devices for short-distance exercise. *Journal of Sports ...*, *63*(January), 233–234. Retrieved from http://ww.w.jssm.org/vol10/n1/33/v10n1-33text.php

Comellas, J., & López, P. (2001). Análisis de los requerimientos metabólicos del tenis. *Apunts: Educación física y deportes*, *65*, 60–63. Retrieved from http://dialnet.unirioja.es/servlet/articulo?codigo=150393&info=resumen&idioma=SPA

Duffield, R., Reid, M., Baker, J., & Spratford, W. (2010). Accuracy and reliability of GPS devices for measurement of movement patterns in confined spaces for court-based sports. *... of Science and Medicine in Sport*, *13*(5), 523–525. doi:10.1016/j.jsams.2009.07.003

Fernández Fernández, J., Fernández García, B., Méndez Villanueva, A., & Terrados Cepeda, N. (2005). La intensidad de trabajo en tenis : el entrenamiento frente a la competición. *Archivos de medicina del deporte.*, *22*(107), 187–192.

Fernández-Fernández, J., Méndez- Villanueva, A., Pluim, B., Fernández- García, B. y, & Terrados, N. (2006). ASPECTOS FÍSICOS Y FISIOLÓGICOS DEL TENIS DE COMPETICIÓN (I). *Archivos de medicina del deporte.*, *23*(116), 451–454.

Larsson, P. (2003). Global Positioning System and Sport-Specific Testing. *Sports Medicine,*, *33*(15), 1093–1101.

MacLeod, H., Morris, J., Nevill, A., & Sunderland, C. (2009). The validity of a non-differential global positioning system for assessing player movement patterns in field hockey. *Journal of sports sciences*, *27*(2), 121–8. doi:10.1080/02640410802422181

Petersen, C. J., Pyne, D., Dawson, B., Portus, M., & Kellett, A. (2010). Movement patterns in cricket vary by both position and game format. *Journal of sports sciences*, *28*(1), 45–52. doi:10.1080/02640410903348665

Reid, M., Duffield, R., Dawson, B., Baker, J., & Crespo, M. (2007). Quantification of the physiological and performance characteristics of on-court tennis drills. *British Journal of Sports Medicine*, *42*(2), 146–151. doi:10.1136/bjsm.2007.036426

Rodríguez, A. C. (2012). *El pádel de competición. Análisis de las respuestas fisiolgicas, físicas y psicológicas.* Universidad de Málaga.

Anexos

Tabla 1. Variables generales analizadas.

Variables	N	Mínimo	Máximo	Media	Desv. típ.
EDAD	30	11	18	14,07	2,28
DT	30	1126,18	6426,98	2868,80	1357,08
Dtmin	30	27,77	81,29	43,213	9,60
Nº DE JUEGOS	30	6	28	17,13	5,204
Vmax	30	2,92	4,77	3,93	0,48
Vmedia	30	1,88	3,23	2,60	0,40

Nota: EDAD: Años de los participantes; DT: distancia total recorrida; Dtmin: Distancia total recorrida por minutos de partido; Nº DE JUEGOS: Juegos disputados en cada partido; Vmax: Velocidad máxima; Vmedia: Velocidad media.

Tabla 2. Variables analizadas comparando entre categorías.

Categoría	Variables	N	Mínimo	Máximo	Media	Desv. típ.
ALEVÍN	EDAD	6	11	11	11,00	0,000
	DT	6	1126,18	6426,98	2835,41	1877,59
	Dtmin	6	33,31	53,88	44,45	6,60
	Nº DE JUEGOS	6	6	23	14,17	5,67
	Vmax	6	3,69	4,77	4,21	0,40
	Vmedia	6	2,23	3,07	2,73	0,30
CADETE	EDAD	10	15	15	15,00	0,00
	DT	10	1362,25	3838,06	2351,42	736,25
	Dtmin	10	31,97	81,29	45,0	14,36
	Nº DE JUEGOS	10	12	16	14,20	1,22
	Vmax	10	2,92	4,30	3,72	0,45
	Vmedia	10	1,88	2,93	2,49	0,41
INFANTIL	EDAD	8	11	14	12,88	1,55
	DT	8	2341,42	6033,81	3820,24	1232,49
	Dtmin	8	33,28	47,04	41,03	4,28
	Nº DE JUEGOS	8	15	28	22,13	5,08
	Vmax	8	3,00	4,59	4,01	0,53
	Vmedia	8	2,01	3,23	2,77	0,44
JUNIOR	EDAD	6	17	18	17,17	0,40
	DT	6	1193,90	5041,10	2495,92	1379,16
	Dtmin	6	27,77	54,05	41,89	8,75
	Nº DE JUEGOS	6	15	24	18,33	4,08
	Vmax	6	2,97	4,34	3,91	0,49
	Vmedia	6	1,96	3,00	2,41	0,36

Nota: EDAD: Años de los participantes; DT: distancia total recorrida; Dtmin: Distancia total recorrida por minutos de partido; Nº DE JUEGOS: Juegos disputados en cada partido; Vmax: Velocidad máxima; Vmedia: Velocidad media.

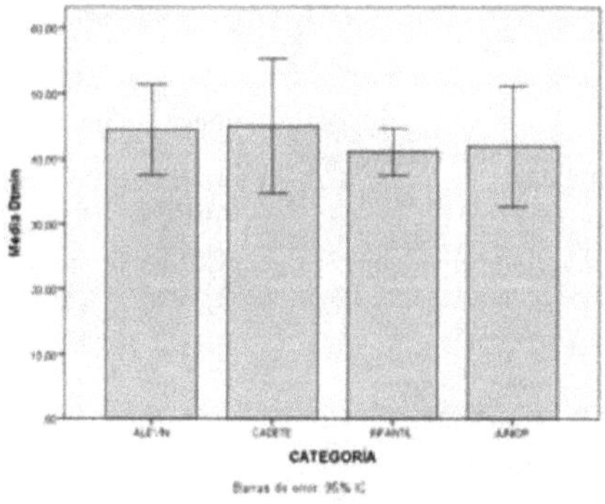

Figura 1. Distancia media por unidad de tiempo recorrida por cada categoría.

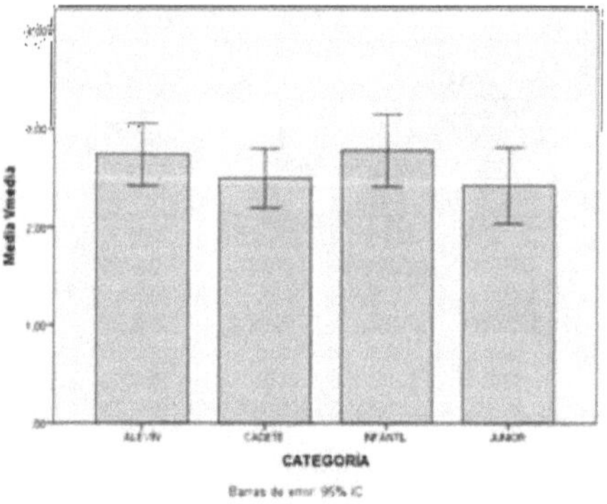

Figura 2. Velocidad media de cada una de las categorías.

Tabla 3. Distancia recorrida a diferentes rangos de velocidad.

Categoría	Variable	N	Mínimo	Máximo	Media	Desv. típ.
ALEVÍN	D_Coloc_m*min	6	2,0	17,8	7,52	5,62
	D_Trote_m*min	6	12,0	46,7	32,94	15,98
	D_BI_m*min	6	1,2	6,0	3,07	1,92
	D_AI_m*min	6	0,0	0,5	0,20	0,18
CADETE	D_Coloc_m*min	10	5,4	37,2	15,39	9,63
	D_Trote_m*min	10	13,4	66,2	38,08	18,24
	D_BI_m*min	10	0,6	5,9	2,90	1,71
	D_AI_m*min	10	0,0	0,2	0,082	0,07
INFANTIL	D_Coloc_m*min	8	3,8	19,0	10,76	4,81
	D_Trote_m*min	8	15,9	55,0	34,26	12,45
	D_BI_m*min	8	2,8	6,5	4,13	2,12
	D_AI_m*min	8	0,0	0,6	0,25	0,21
JUNIOR	D_Coloc_m*min	6	4,9	20,4	9,55	5,53
	D_Trote_m*min	6	12,4	65,3	30,11	19,14
	D_BI_m*min	6	0,5	7,3	2,59	2,54
	D_AI_m*min	6	0,0	0,2	0,18	0,09

Nota: D_Coloc_m*min: Distancia recorrida en función del tiempo del partido (minutos) entre 0 – 0,55 $m \cdot s^{-1}$; D_Trote_m*min: Distancia recorrida en función del tiempo del partido (minutos) entre 0,56-1,94 $m \cdot s^{-1}$; D_BI_m*min: Distancia recorrida en función del tiempo del partido (minutos) entre 1,95-3,75 $m \cdot s^{-1}$; D_AI_m*min: Distancia recorrida en función del tiempo del partido (minutos) entre 3,76– 5,00 $m \cdot s^{-1}$.

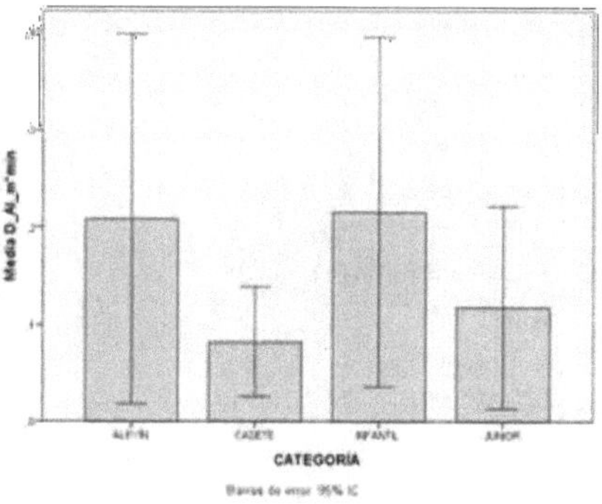

Figura 3. Distancia recorrida a Alta intensidad por cada categoría.

Tabla 4. Distancia recorrida a diferentes rangos de aceleración.

Categoría	Variables	N	Mínimo	Máximo	Media	Desv. típ.
ALEVÍN	ACC_D_-20_-4_m%	6	0	0	0,00	0,00
	ACC_D_-4_-2_m%	6	0	2	1,00	0,63
	ACC_D_-2_-1_m%	6	2	3	2,50	0,54
	ACC_D_-1_0_m%	6	27	31	29,17	1,47
	ACC_D_0_1_m%	6	59	64	61,67	1,75
	ACC_D_1_2_m%	6	3	4	3,50	0,54
	ACC_D_2_4_m%	6	1	3	2,00	0,89
	ACC_D_4_20_m%	6	0	1	0,17	0,40
CADETE	ACC_D_-20_-4_m%	10	0	0	0,00	0,00
	ACC_D_-4_-2_m%	10	0	2	0,90	0,56
	ACC_D_-2_-1_m%	10	2	3	2,60	0,51
	ACC_D_-1_0_m%	10	28	31	29,70	1,16
	ACC_D_0_1_m%	10	58	65	61,30	2,32
	ACC_D_1_2_m%	10	2	4	3,50	0,70
	ACC_D_2_4_m%	10	1	3	1,90	0,56
	ACC_D_4_20_m%	10	0	1	0,50	0,52
INFANTIL	ACC_D_-20_-4_m%	8	0	0	0,00	0,00
	ACC_D_-4_-2_m%	8	1	2	1,25	0,46
	ACC_D_-2_-1_m%	8	2	3	2,75	0,46

	ACC_D_-1_0_m%	8	16	30	26,25	4,96
	ACC_D_0_1_m%	8	41	62	58,13	6,99
	ACC_D_1_2_m%	8	2	5	4,00	1,69
	ACC_D_2_4_m%	8	1	3	2,00	0,55
	ACC_D_4_20_m%	8	0	1	0,63	0,58
JUNIOR	ACC_D_-20_-4_m%	6	0	0	0,00	0,00
	ACC_D_-4_-2_m%	6	1	1	1,00	0,00
	ACC_D_-2_-1_m%	6	2	3	2,83	0,48
	ACC_D_-1_0_m%	6	28	30	28,67	0,86
	ACC_D_0_1_m%	6	57	63	61,00	2,08
	ACC_D_1_2_m%	6	3	4	3,67	0,51
	ACC_D_2_4_m%	6	1	2	1,83	0,40
	ACC_D_4_20_m%	6	0	2	0,33	0,81

Nota: ACC_D_-20_-4_m%: Distancia recorrida en metros en función de la duración del partido entre -20 y -4 $m{\cdot}s^{-1}$. ACC_D_-4_-2_m%: Distancia recorrida en metros en función de la duración del partido entre -4 y -2 $m{\cdot}s^{-1}$. ACC_D_-2_-1_m%: Distancia recorrida en metros en función de la duración del partido entre -2 y -1 $m{\cdot}s^{-1}$. ACC_D_-1_0_m%: Distancia recorrida en metros en función de la duración del partido entre -1 y 0 $m{\cdot}s^{-1}$. ACC_D_0_1_m%: Distancia recorrida en metros en función de la duración del partido entre 0 y 1 $m{\cdot}s^{-1}$. ACC_D_1_2_m%: Distancia recorrida en metros en función de la duración del partido entre 1 y 2 $m{\cdot}s^{-1}$. ACC_D_2_4_m%: Distancia recorrida en metros en función de la duración del partido entre 2 y 4 $m{\cdot}s^{-1}$. ACC_D_4_20_m%: Distancia recorrida en metros en función de la duración del partido entre 4 y 20 $m{\cdot}s^{-1}$.

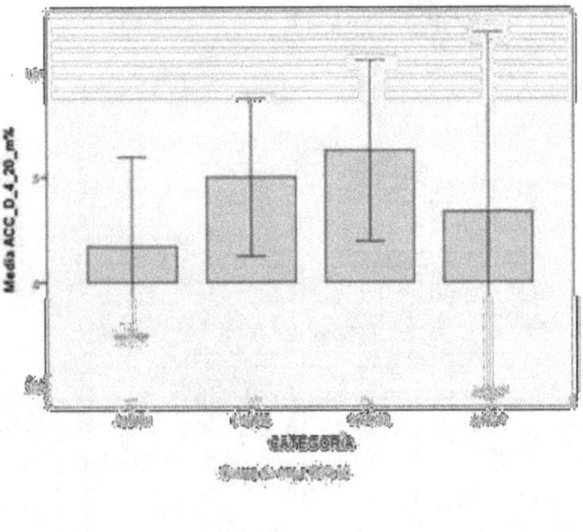

Figura 4. Distancia recorrida en aceleraciones entre 4 y 20 $m{\cdot}s^{-1}$ por cada categoría.

Tabla 5. Player Load de cada categoría.

Categoría	Variable	N	Mínimo	Máximo	Media	Desv. típ.
ALEVÍN	PL_LOAD	6	380	976	661,36	221,57
CADETE	PL_LOAD	10	252	950	523,80	197,88
INFANTIL	PL_LOAD	8	440	1292	782,37	340,59
JUNIOR	PL_LOAD	6	442	950	688,15	202,46

PL_LOAD: Player Load, indicador de carga física global.

Cd-Actas Edita: Sportis. Formación Deportiva ISBN- 978-84-938695-3-3

ANEXO V

Galé-Ansodi, C. (2014).Youths Tennis Players' Velocity and Acceleration in match-play. Revista Internacional de Deportes Colectivos. 18. 50-57.

REVISTA INTERNACIONAL DE DEPORTES COLECTIVOS

ACELERACIÓN Y VELOCIDAD EN COMPETICIÓN DE JUGADORES DE TENIS EN ETAPA DE FORMACIÓN

YOUTHS TENNIS PLAYERS´ VELOCITY AND ACCELERATION IN MATCH PLAY

Carlos Galé Ansodi[1]

[1]Universidad del País Vasco, Vitoria, España. E-mail: gale_carlos@hotmail.com.

RESUMEN

El objetivo del presente estudio fue describir las demandas físicas, a partir del registro de velocidades y aceleraciones, en partidos de competición en tenis. Se contó con la colaboración de 29 tenistas (12 varones y 17 féminas) con una edad media de 14.0 ±2.9 años. Se obtuvieron 87 registros pertenecientes a partidos del Máster de Tenis de la Comunidad de Aragón, gracias al uso de los dispositivos GPS (MinimaxXs4.0, Catapult Innovation, Australia) con una frecuencia de muestreo de 10 Hz. Los jugadores masculinos con mejor ranking desarrollaron aceleraciones superiores que el resto (AvA: 1º-3º Ranking= 1.0 ±0.1 vs. 4º-6º Ranking= 0.8±0.1 $m \cdot s^{-2}$; p=0.00). La velocidad media de los jugadoras fue superior en las eliminatorias finales (Cuartos de Final=2.7±0.3 vs. Final=3.0±0.4 $m \cdot s^{-1}$; p=0.04). Esta información permitirá diseñar entrenamientos más específicos, adaptados a las demandas de la competición.

PALABRAS CLAVE: deportes de raqueta, análisis del movimiento, tecnología GPS.

ABSTRACT

The aim of this study was to describe the physical profile in match-play tennis by analyses of accelerations and velocities. 12 male and 17 female high-level tennis players (mean age: 14.0 ±2.1 years) took part in the study. Portable GPS (10 *Hz*) devices (MinimaxXs.4.0, Catapult Innovations) were used to assess physical variables in Aragon Tennis Master. Higher ranking players accelerated faster than lower ranking players (AvA: 1st-3rd Ranking= 1.0 ±0.1 vs. 4th-6th Ranking= 0.8±0.1 $m \cdot s^{-2}$; p=0.00). Female players' speed in final round was higher than in quarter-final round (quarter-final=2.7±0.3 vs. final=3.0±0.4 $m \cdot s^{-1}$; p=0.04). The GPS technology allows knowing which are the tennis physical demands and to propose specific trainings in tennis.

KEYWORDS: raquet sports, time-motion, GPS technology.

Fecha de recepción: 14/03/2014 * Fecha de aceptación: 04/04/2014

1. INTRODUCCIÓN

El avance tecnológico desarrollado en los últimos años, está permitiendo la optimización del rendimiento de los deportistas[1], donde han adquirido un protagonismo creciente la utilización de dispositivos GPS para describir el perfil físico de los deportistas. El uso de estos dispositivos, permite tener un feed-back del entrenamiento y la competición con la que evaluar el rendimiento físico de los deportistas[2]. La utilización de la tecnología GPS se ha extendido en el ámbito de los deportes individuales, también de los deportes colectivos[1], pero todavía es escasa su aplicación a la competición en tenis.

El estudio de las demandas físicas del tenis ha sido desarrollado mediante la observación de los partidos, analizando la duración de los puntos, el tiempo efectivo de juego, la relación trabajo:descanso o los metros recorridos en los diferentes juegos[3].

La incorporación de los sistemas GPS al mundo del tenis surge debido a la necesidad de conocer cuáles son las exigencias físicas de los jugadores en un partido de competición, ya que hasta el momento únicamente se habían utilizado GPS en entrenamientos y partidos simulados[4,5]. Estos autores, concluyen que los desplazamientos en tenis se caracterizan por ser cortos e intensos, ya que las dimensiones de la pista no permiten alcanzar grandes velocidades ni recorrer grandes distancias, por lo que para su correcta evaluación los dispositivos deberán tener una alta frecuencia de muestreo[6]. En esta tesitura, probablemente la incorpración de

---

[1] CUMMINS, C., ORR, R., O'CONNOR , H. y WEST, C. "Global Positioning Systems (GPS) and Microtechnology Sensors in Team Sports: A Systematic Review." *Sports Medicine*. 2013, vol. 43, p. 1025–1042.

[2] CARLING, C., BLOOMFIELD, J., NELSEN, L. y REILLY, T. "The Role of Motion Analysis in Elite Soccer: Contemporary Performance Measurement Techniques and Work Rate." *Sports Medicine*. 2008, vol. 38, p. 839–862.

[3] FERNÁNDEZ- FERNÁNDEZ, J., MÉNDEZ-VILLANUEVA, A., PLUIM, B., FERNÁNDEZ-GARCÍA, B. y TERRADOS, N. "Aspectos físicos y fisiológicos del tenis de competición (I)." *Archivos de medicina del deporte*. 2006, vol. 23, p. 451–454.

[4] COMELLAS, J. y LÓPEZ, P. "Análisis de los requerimientos metabólicos del tenis." *Apunts: Educación física y deportes*. 2001, vol. 65 p. 60–63.

[5] REID, M., DUFFIELD, R., DAWSON, B., BAKER, J. y CRESPO, M. "Quantification of the physiological and performance characteristics of on-court tennis drills." *British Journal of Sports Medicine*. 2007, vol. 42, p. 146–151.

[6] DUFFIELD, R., REID, M., BAKER, J. y SPRATFORD, W. "Accuracy and reliability of GPS devices for measurement of movement patterns in confined spaces for court-based sports." *Journal of Science and Medicine in Sport*. 2010, vol. 13, p. 523–525.

variables relacionadas con la aceleración, pueden adquirir un gran protagonismo en un deporte intermitente como el tenis, tal y como se ha realizado en pádel[7].

Con todo, en este estudio se ha propuesto describir las demandas físicas del tenis en competición mediante la tecnología GPS. Para tal fin se ha llevado a cabo el registro de distancias, velocidades y aceleraciones en partidos de tenis oficiales de competición. Esto permitirá plantear en el futuro una propuesta de entrenamientos más acordes a las demandas de la competición, favoreciendo la mejora el rendimiento de los jugadores.

2. MÉTODO

Participantes

En este estudio tomaron parte 29 tenistas (12 varones y 17 féminas) con una edad media de 14.0 ±2.9 años. Todos los participantes pertenecen a las Escuelas Territoriales de la Federación Aragonesa de Tenis y para su inclusión se tuvieron en cuenta una serie de requisitos, como que llevasen compitiendo al máximo nivel entre 3 y 5 años y que en la actualidad se encontrasen en los mejores puestos del ranking de su categoría. El número de registros disponibles tras la finalización del torneo fue de 87. El tipo de competición, por eliminatoria, hizo que el número de registros variara de uno a tres por jugador, dependiendo de las fases que los jugadores iban superando. La realización del proyecto ha sido autorizada por el Comité de Ética de la Universidad del País Vasco (CEISH) y todos los sujetos aceptaron libremente la participación en el estudio mediante la firma de un consentimiento informado.

Variables

Las variables que fueron analizadas se dividieron en dos tipos, diferenciando entre las variables independientes y las dependientes.

Variables independientes

Se tuvieron en cuenta tres variables independientes para realizar el análisis: 1) ranking, es decir, el puesto que en ese momento ocupaba cada jugador en la clasificación por puntos de su categoría; 2) género, diferenciado los registros

[7] RODRÍGUEZ, A. C. *El pádel de competición. Análisis de las respuestas fisiolgicas, físicas y psicológicas.* Tesis Doctoral. Universidad de Málaga. Málaga, 2012.

obtenidos entre hombres y mujeres; y, 3) eliminatoria, se tuvieron en cuenta los resultados obtenidos en función del partido que disputaban los jugadores, con intención de conocer la diferencias en la exigencia de los mismos.

Variables dependientes
En primer lugar se tuvieron en cuenta una serie de variables generales, como la velocidad máxima en $m{\cdot}s^{-1}$ (Vmax) y velocidad media en $m{\cdot}s^{-1}$ (Vmedia) alcanzada por los jugadores. Debido a la reducida dimensión de la pista, al igual que ocurre en otras actividades deportivas[8] se vio la necesidad de incluir el registro de las aceleraciones ($m{\cdot}s^{-2}$) en cada una de las direcciones del movimiento, diferenciando entre los desplazamientos hacia delante (AvA_f), derecha (AvA_r), izquierda (AvA_l), y atrás (AvA_b), así como la aceleración media en la suma de todas las direcciones del movimiento (AvA).

Materiales e Instrumentos

En primer lugar, se utilizaron once unidades GPS del modelo MinimaxX Team Sports 4.0 (Catapult Innovation, Australia) con una frecuencia de muestreo de *10 Hz*. Estos dispositivos GPS reciben la información codificada, a través de la señal emitida de al menos 3 satélites, para registrar la información referente al tiempo, a la posición y a la velocidad[9]. Gracias a ello, se puede monitorizar la carga externa de los deportistas en partidos y entrenamientos, y concretamente en el tenis ya que, autores como Castellano, Casamichana, Calleja-González, San Román y Ostojic [10] han validado el uso de estos dispositivos de *10 Hz* en distancias cortas. En relación a la fiabilidad de los dispositivos, existen investigaciones realizadas, que han demostrado que en distintos momentos del día, se registran datos similares, con lo que no afecta la distinta configuración de los satélites[11,12]. El análisis estadístico realizado fue posible

---

[8] CASAMICHANA, D. y CASTELLANO, J. "Time-motion, heart rate, perceptual and motor behaviour demands in small-sides soccer games: Effects of pitch size." *Journal of Sports Sciences,* 2010. vol. 28, p. 1615-1623.
[9] LARSSON, P. "Global Positioning System and Sport-Specific Testing." *Sports Medicine.* 2003, vol. 33, p. 1093–1101.
[10] CASTELLANO, J., CASAMICHANA, D., CALLEJA-GONZÁLEZ, J., SAN ROMÁN, J. y OSTOJIC, S. "Reliability and accuracy of 10 Hz GPS devices for short-distance exercise." *Journal of Sports Science and Medicine.* 2011, vol. 63, p. 233–234.
[11] MACLEOD, H., MORRIS, J., NEVILL, A. y SUNDERLAND, C. "The validity of a non-differential global positioning system for assessing player movement patterns in field hockey." *Journal of Sports Sciences.* 2009, vol. 27, p. 121–128.
[12] PETERSEN, C. J., PYNE, D., DAWSON, B., PORTUS, M. y KELLETT, E.A. "Movement patterns in cricket vary by both position and game format." *Journal of Sports Sciences.* 2010, vol. 28, p. 45–52.

gracias a la utilización del paquete estadístico IBM SPSS Statistics 20.0. Para constatar la duración de los partidos se utilizó un cronómetro CASIO HS-3 Basic Trainer V. 1.2.0. Por último, se utilizó el Microsoft Office 2010, en concreto el Microsoft Word como procesador de textos y Microsoft Excel para la elaboración de tablas y transcripción de los datos recogidos en la toma de registros.

Procedimiento

Para disponer de datos cuantitativos (continuos) referidos a las demandas físicas de la competición, se utilizó la tecnología GPS, que permite obtener información en torno a la distancia recorrida (total y a diferentes rangos de intensidad), así como el número y tipología de las aceleraciones de los desplazamientos de los jugadores. En primer lugar, se llevaron a cabo una serie de pruebas con los participantes, a los cuales se les colocaron los dispositivos GPS en nueve sesiones de entrenamiento y en partidos simulados, con el objetivo de familiarizar a los deportistas con la presencia del nuevo material. Durante las sesiones de entrenamiento, los jugadores probaron diferentes chalecos hasta encontrar la talla con la cual se encontraban más cómodos.

Se procedió al registro de 77 partidos de competición de los cuales se obtuvieron 87 registros pertenecientes al Máster Regional de la Comunidad de Aragón, celebrado en las instalaciones de la Federación Aragonesa de Tenis (FAT) los días 26, 27, 28 y 29 de Diciembre de 2012 y 2013. Todos los partidos fueron de la modalidad de individuales y se disputaron en cinco de las pistas reglamentarias de las instalaciones de la FAT, con la presencia de un juez de silla y un juez árbitro quien permitió el registro de los partidos mediante los GPS. Además, cabe destacar que los partidos se desarrollaron en horario de tarde, entre las 15:00 y las 20:00, con unas condiciones climatológicas muy similares en relación al viento, temperatura y humedad. Los jugadores disponían de 24 horas de recuperación como mínimo entre los partidos de las diferentes eliminatorias.

Los participantes en el estudio estaban citados media hora antes del comienzo del partido, momento en el cual se les colocaba el chaleco que ellos habían elegido previamente, y a continuación realizaban un calentamiento estandarizado y similar para todos ellos. Una vez que los participantes terminaban el calentamiento, se les colocaba el dispositivo asignado en el chaleco que llevaban puesto, con la seguridad de que el jugador se encontrase cómodo y no presentase ningún problema de movilidad. Se registró la duración del partido y al finalizar éste, el jugador se retiraba el chaleco con el dispositivo GPS donde el responsable lo recogía.

Después del registro, los datos fueron descargados a un ordenador portátil a través del software Catapult Sprint 5.0 y posteriormente se ejecutaron los análisis estadísticos pertinentes, para describir las demandas físicas de los jugadores, al tiempo que establecer comparaciones entre los diferentes niveles de juego o categorías que se van a estudiar.

3. RESULTADOS

Los resultados muestran que existieron (Figura 1) diferencias significativas entre género en las aceleraciones realizadas en las diferentes direcciones de movimiento (AvA: masculino=1.0 ±0.1 vs. femenino=0.8 ±0.1 m·s^{-2}; p=0.00). Analizando cada una de las direcciones del movimiento se puede apreciar que los jugadores de género masculino aceleraron más rápido que las chicas hacia ambos lados. (AvA_r: masculino=0.9 ±0.1 vs. femenino=0.8 ±0.1 m·s^{-2}; p=0.04 / AvA_l: masculino=0.9 ±0.1 vs. femenino=0.8±0.1 m·s^{-2}; p=0.00).

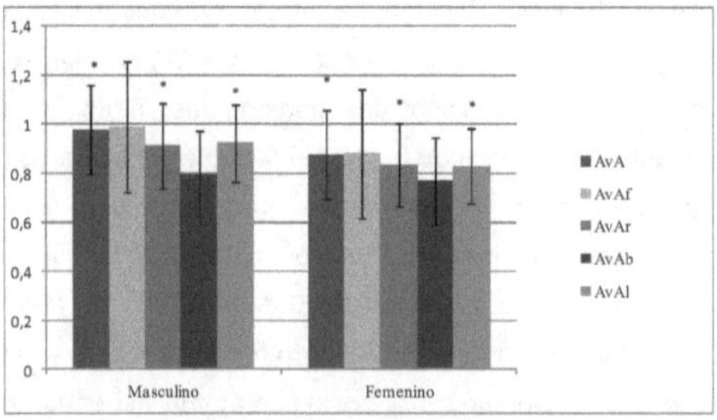

Figura 1. Aceleraciones en cada dirección del movimiento según el género.

*Nota: AvA: media de las aceleraciones en todas las direcciones del movimiento en m·s^{-2}; AvA_f: aceleraciones hacia la delante en m·s^{-2}; AvA_r: aceleraciones hacia la derecha en m·s^{-2}; AvA_l: aceleraciones hacia la izquierda en m·s^{-2}; AvA_b: aceleraciones hacia detrás en m·s^{-2}.

* representa diferencias significativas (p<0.05) entre los jugadores de distinto género en la media de las aceleraciones en todas las direcciones (AvA), en las aceleraciones hacia la derecha (AvA_r) y en las aceleraciones hacia la izquierda (AvA_l).

Profundizando en el análisis del género de los jugadores y teniendo en cuenta el ranking que ocupaban en la clasificación, aparecieron nuevamente diferencias significativas. En lo referente al género masculino, tal y como muestra la Figura 2, los jugadores que ocupaban mejores posiciones en el ranking, desarrollaron mayores aceleraciones que el resto en el total de las direcciones estudiadas (AvA: 1º-3º Ranking=1.0 ±0.1 vs. 4º-6º Ranking=0.8±0.1 $m{\cdot}s^{-2}$; p=0.00). Al analizar las aceleraciones en las diferentes direcciones del movimiento se obtuvieron los mismos resultados, los jugadores masculinos de mayor ranking aceleraron más rápido que los de menor ranking. (AvA_f: 1º-3º Ranking=0.9 ±0.2 vs. 4º-6º Ranking=0.8±0.2 $m{\cdot}s^{-2}$; p=0.00). La Figura 3, muestra las aceleraciones realizadas por el género femenino, donde se puede observar que las mejores posicionadas en el ranking aceleraron a mayor intensidad respecto a las peor clasificadas (AvA: 1º-3º Ranking=1.0 ±0.1 vs. 4º-6º Ranking=0.8±0.1 $m{\cdot}s^{-2}$; p=0.20).

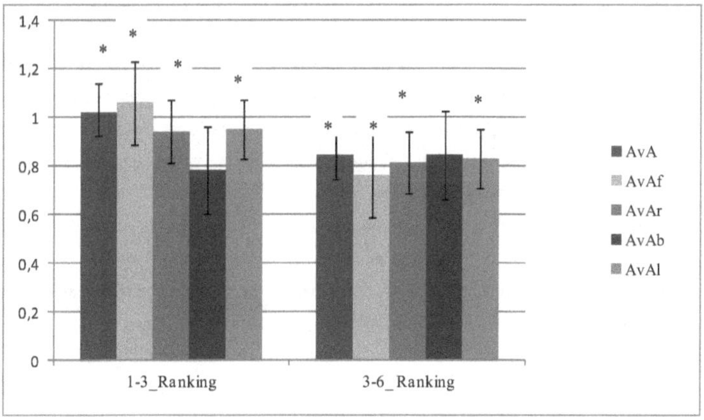

Figura 2. Aceleraciones en cada dirección del movimiento en el género masculino.

*Nota: AvA: media de las aceleraciones en todas las direcciones del movimiento en $m{\cdot}s^{-2}$; AvA_f: aceleraciones hacia la delante en $m{\cdot}s^{-2}$; AvA_r: aceleraciones hacia la derecha en $m{\cdot}s^{-2}$; AvA_l: aceleraciones hacia la izquierda en $m{\cdot}s^{-2}$; AvA_b: aceleraciones hacia detrás en $m{\cdot}s^{-2}$

* representa diferencias significativas (p<0.05) entre los jugadores de distinto ranking en la media de las aceleraciones en todas las direcciones (AvA), en las aceleraciones hacia delante (AvA_f), en las aceleraciones hacia la derecha (AvA_r) y en las aceleraciones hacia la izquierda (AvA_l).

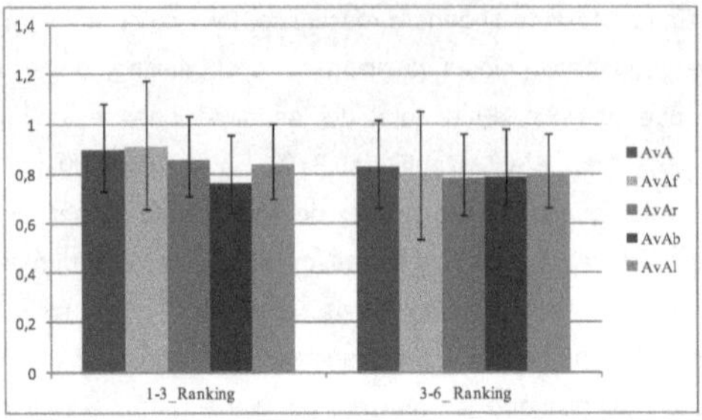

Figura 3. Aceleraciones en cada dirección del movimiento en el género femenino.

*Nota: AvA: media de las aceleraciones en todas las direcciones del movimiento en m·s^{-2}; AvA$_f$: aceleraciones hacia la delante en m·s^{-2}; AvA$_r$: aceleraciones hacia la derecha en m·s^{-2}; AvA$_l$: aceleraciones hacia la izquierda en m·s^{-2}; AvA$_b$: aceleraciones hacia detrás en m·s^{-2}.

Por otro lado, se evaluaron variables como la velocidad máxima y velocidad media de los jugadores del mismo género, diferenciando entre las diferentes posiciones del ranking. La Tabla 1 muestra que los jugadores de mayor ranking, independientemente del género al que pertenecían, alcanzaron velocidades máximas superiores que los jugadores de menor ranking. (masculino: 1º-3º Ranking=4.7 ±0.5 vs. 4º-6º Ranking=4.2±0.3 m·s^{-1}; p=0.03; femenino: 1º-3º Ranking=4.1 ±0.5 vs. 4º-6º Ranking=3.8±0.5 m·s^{-1}; p=0.19). En lo referente a la velocidad media, fueron los jugadores de menor ranking los que desarrollaron velocidades medias superiores, indistintamente del género al que pertenecían (masculino: 1º-3º Ranking=3.2 ±0.5 vs. 4º-6º Ranking=3.4±0.3 m·s^{-1}; p=0.41; femenino: 1º-3º Ranking=2.7 ±0.4 vs. 4º-6º Ranking=2.9±0.3 m·s^{-1}; p=0.15). Estos resultados parecen indicar que los mejores jugadores del ranking tienen una velocidad máxima y aceleración superior al resto. Mientras que los jugadores de menor ranking se desplazan a una velocidad media superior.

Si se analiza la evolución de estas variables a lo largo del torneo, es decir, entre las diferentes eliminatorias (Tabla 2), aparece que los jugadores desarrollaron aceleraciones superiores en las eliminatorias de mayor exigencia. Los jugadores de género masculino desarrollaron en las eliminatorias finales, aceleraciones superiores a las realizadas en las eliminatorias previas (Cuartos de Final: AvA=0.9 ±0.1 vs. Final: AvA=1.0 ±0.1 m·s^{-2}; p=0.59). Estos resultados fueron similares entre las jugadoras del

GÉNERO	RANKING	VARIABLES	N	MÍNIMO	MÁXIMO	MEDIA	DES. TÍP.
MASCULINO	1°-3°	Vmax	23	3.70	5.86	4.70*	0.52
		Vmedia	23	2.44	4.38	3.25	0.44
		AvA	23	0.8	1.2	1.02*	0.12
	4°-6°	Vmax	7	3.80	4.59	4.24*	0.29
		Vmedia	7	2.86	3.88	3.40	0.35
		AvA	7	0.7	1.0	0.84*	0.09
FEMENINO	1°-3°	Vmax	42	2.92	5.40	4.05	0.54
		Vmedia	42	1.88	3.68	2.74	0.41
		AvA	42	0.5	1.2	0.89	0.18
	4°-6°	Vmax	15	2.97	4.59	3.84	0.50
		Vmedia	15	2.01	3.36	2.91	0.34
		AvA	15	0.6	1.1	0.82	0.16

género femenino (Cuartos de Final: AvA=0.8 ±0.2 vs. Final: AvA=0.9 ±0.2 $m \cdot s^{-2}$; p=0.58).

Tabla 1. Velocidad y aceleración media según el ranking y género de los jugadores.
*Nota: Vmax: velocidad máxima en $m \cdot s^{-1}$; Vmedia: velocidad media en $m \cdot s^{-1}$; AvA: media de las aceleraciones en todas las direcciones del movimiento en $m \cdot s^{-2}$.

* representa diferencias significativas ($p<0.05$) entre los jugadores de distinto ranking en el género masculino en la velocidad máxima (Vmax) y en la media de las aceleraciones en todas las direcciones del movimiento (AvA).

GÉNERO	ELIMINAT ORIA	VARIABLES	N	MÍNIM O	MÁXI MO	MEDIA	DES TIP.
MASCULINO	CUARTOS	AvA	15	0.7	1.2	0.96	0.14
		AvA_f	15	1	1	0.97	0.23
		AvA_r	15	0.6	1.1	0.87	0.13
		AvA_b	15	0.5	1.0	0.75	0.14
		AvA_l	15	0.7	1.1	0.90	0.11
	SEMIFINAL	AvA	10	0.8	1.2	1.00	0.12
		AvA_f	10	1	1	1.02	0.18
		AvA_r	10	0.8	1.,2	0.96	0.13
		AvA_b	10	0.6	1.1	0.83	0.19
		AvA_l	10	0.8	1.1	0.94	0.10
	FINAL	AvA	5	0.8	1.1	1.00	0.14
		AvA_f	5	1	1	0.98	0.22
		AvA_r	5	0.8	1.1	0.94	0.11
		AvA_b	5	0.7	1.1	0.86	0.18
		AvA_l	5	0.8	1.2	0.96	0.18
FEMENINO	CUARTOS	AvA	25	0.5	1.1	0.86	0.18
		AvA_f	25	0	1	0.88	0.27
		AvA_r	25	0.5	1.2	0.81	0.17
		AvA_b	25	0.4	1.1	0.75	0.18
		AvA_l	25	0.5	1.1	0.81	0.14
	SEMIFINAL	AvA	19	,0.5	1.2	0.87	0.16
		AvA_f	19	0	1	0.89	0.27
		AvA_r	19	0.5	1.1	0.84	0.16
		AvA_b	19	0.4	1.0	0.78	0.15
		AvA_l	19	0.5	1.1	0.83	0.13
	FINAL	AvA	13	0.5	1.2	0.90	0.20
		AvA_f	13	1	1	0.88	0.25
		AvA_r	13	0.5	1.1	0.86	0.19
		AvA_b	13	0.4	1.1	0.76	0.20
		AvA_l	13	0.5	1.1	0.85	0.19

Tabla 2. Aceleraciones en cada dirección del movimiento según el género de los jugadores y la eliminatoria del torneo.
*Nota: AvA: media de las aceleraciones en todas las direcciones del movimiento en $m \cdot s^{-2}$; AvA_f: aceleraciones hacia la delante en $m \cdot s^{-2}$; AvA_r: aceleraciones hacia la derecha en $m \cdot s^{-2}$; AvA_l: aceleraciones hacia la izquierda en $m \cdot s^{-2}$; AvA_b: aceleraciones hacia detrás en $m \cdot s^{-2}$.

Siguiendo con el análisis de las variables a lo largo de las diferentes eliminatorias, en la Tabla 3, se puede observar como a medida que fue transcurriendo el torneo, los jugadores vieron incrementada su velocidad media, en ambos géneros (masculino: Cuartos de Final=3.3±0.5 vs. Final=3.9±0.3 $m \cdot s^{-1}$; $p=0.89$; femenino: Cuartos de Final=2.7±0.3 vs. Final=3.0±0.4 $m \cdot s^{-1}$; $p=0.04$). En lo referente a la velocidad máxima se aprecia como en el género femenino existieron diferencias significativas entre las eliminatorias de cuartos de final y la final, siendo superiores los registros de la eliminatoria final (Cuartos de Final =2.7±0.3 vs. Final=3.0±0.4 $m \cdot s^{-1}$; $p=0.04$).

GÉNERO	ELIMINATORIA	VARIABLES	N	MÍNIMO	MÁXIMO	MEDIA	DES. TIP.
MASCULINO	CUARTOS	Vmax	15	3.93	5.86	4.65	0.51
		Vmedia	15	2.44	4.38	3.34	0.49
		AvA	15	0.7	1.2	0.96	0.14
	SEMIFINAL	Vmax	10	3.70	5.50	4.58	0.58
		Vmedia	10	2.60	3.63	3.16	0.32
		AvA	10	,8	1.2	1.00	0.12
	FINAL	Vmax	5	3.80	4.80	4.42	0.38
		Vmedia	5	3.05	3.94	3.38	0.35
		AvA	5	0.8	1.1	1.00	0.14
FEMENINO	CUARTOS	Vmax	25	2.92	4.70	3.88*	0.45
		Vmedia	25	2.07	3.36	2.72*	0.31
		AvA	25	0.5	1.1	0.86	0.18
	SEMIFINAL	Vmax	19	2.99	5.00	3.93	0.49
		Vmedia	19	1.88	3.27	2.74	0.47
		AvA	19	0.5	1.2	0.88	0.16
	FINAL	Vmax	13	3.00	5.40	4.30*	0.63
		Vmedia	13	2.01	3.68	2.96*	0.38
		AvA	13	0.5	1.2	0.90	0.20

Tabla 3. Velocidad y aceleración media según el género de los jugadores y la eliminatoria del torneo.

*Nota: Vmax: velocidad máxima en $m \cdot s^{-1}$; Vmedia: velocidad media en $m \cdot s^{-1}$; AvA: media de las aceleraciones en todas las direcciones del movimiento en $m \cdot s^{-2}$.

* representa diferencias significativas ($p<0.05$) entre los jugadores del género femenino en diferente eliminatoria del torneo en la velocidad máxima (Vmax) y en la velocidad media (Vmedia).

4. DISCUSIÓN

El presente estudio ha tenido como objetivo describir las aceleraciones y velocidades desarrolladas por jugadores de tenis en etapa de formación durante partidos de competición mediante el uso de la tecnología GPS. En conocimiento de los autores este es el primer trabajo que estudia mediante dispositivos GPS el perfil físico de jugadores en tenis en partidos oficiales de competición. Los resultados muestran diferencias en las aceleraciones y velocidad en función de variables tales como el género, la posición en el ranking o la eliminatoria del torneo.

Un aspecto que consideremos muy interesante es que para todos los casos la mayor parte de la distancia recorrida por los jugadores en un partido de tenis se realiza mediante aceleraciones (89.2%). Por lo que tal y como se ha realizado en otros deportes[13], parece indispensable centrarse en el análisis de las aceleraciones para poder proponer entrenamientos específicos y mejorar el rendimiento de los jugadores de tenis.

Únicamente se han podido comparar datos referentes a velocidades con otros estudios que han utilizado los dispositivos GPS en tenis pero únicamente en el ámbito del entrenamiento[14]. Como los ejercicios practicados por los participantes son distintos, se observaron diferencias en las velocidades medias registradas por GPS de 5 *Hz*. En los ejercicios que duran 60 segundos las velocidades medias son inferiores que en los ejercicios de 30 segundos de duración[15]. Al contrastar estos resultados con los del presente estudio se aprecia como todas las velocidades medias son inferiores a las obtenidas en partidos reales de competición, lo que puede deberse a la mayor exigencia física a la que están sometidos los tenistas en los partidos oficiales. Esta afirmación contrasta con la investigación de Fernández-Fernández et al. (2005), donde analizan la carga interna del deporte, comparando los ejercicios habituales de entrenamiento con las exigencias de la competición, demostrando que la carga interna de los ejercicios técnicos de entrenamiento en pista es significativamente superior a los valores de ésta en competición.

En un estudio aplicado en pádel, Rodríguez[16] muestra que los hombres fueron capaces de moverse a velocidades superiores que las mujeres, tal y como sucede en nuestro estudio. Comparando los dos deportes (tenis y pádel), se aprecia como las

---

13 GAUDINO, P., IAIA, F. M., ALBERTI, G., STRUDWICK, A. J., ATKINSON, G. y GREGSON, W. "Monitoring Training in Elite Soccer Players: Systematic Bias between Running Speed and Metabolic Power Data." Int J Sports Med. 2013, vol. 34, p. 963-968.

14 DUFFIELD, R., REID, M., BAKER, J. y SPRATFORD, W. "Accuracy and reliability of GPS devices for measurement of movement patterns in confined spaces for court-based sports." Journal of Science and Medicine in Sport. 2010, vol. 13, p. 523–525

15 REID, M., DUFFIELD, R., DAWSON, B., BAKER, J. y CRESPO, M. "Quantification of the physiological and performance characteristics of on-court tennis drills." British Journal of Sports Medicine. 2007, vol. 42, p. 146–151.

16 RODRÍGUEZ, A. C. El pádel de competición. Análisis de las respuestas fisiolgicas, físicas y psicológicas. Tesis Doctoral. Universidad de Málaga. Málaga, 2012

velocidades en tenis son muy superiores a las alcanzadas en pádel en ambos sexos, lo que puede deberse a que en pádel las dimensiones de la pista impiden alcanzar grandes velocidades.

En lo que respecta a las diferencias entre género en las aceleraciones realizadas en las diferentes direcciones del movimiento, nuevamente los jugadores del género masculino superan a las jugadoras del género femenino. En este sentido parece que las diferencias fisiológicas y físicas entre ambos géneros dan como resultado diferentes patrones de movimiento, donde los hombres muestran una mayor capacidad para desplazarse más rápido. El análisis de las aceleraciones en función del ranking que ocupan los jugadores de ambos sexos en la clasificación se han comparado con resultados encontrados en otros deportes como el pádel y el squash, ya que no se ha encontrado bibliografía en el campo del tenis. En pádel, los resultados obtenidos en referencia a la velocidad media y máxima de los jugadores se asemejan a los obtenidos en el presente estudio. Rodríguez [17] demuestra que la velocidad media fue superior en los jugadores de menor nivel. Estos datos podrían indicar que los jugadores de menor nivel son menos eficientes en su juego[18,19] y tienen que desplazarse a más velocidad que los jugadores de mayor nivel, a los cuales su técnica y/o capacidad de lectura del juego, les permite anticiparse y por tanto, moverse más despacio.

En lo referente a las aceleraciones, los jugadores de mayor ranking son capaces de acelerar más que las menores, lo que concuerda con un estudio basado en el análisis notacional, donde Hughes y Franks[20] analizaron las características de los desplazamientos de los seis mejores jugadores del ranking de squash a nivel internacional, concluyendo que el número uno del ranking era capaz de acelerar un 50% más por juego que el resto de los jugadores observados.

Finalmente se ha propuesto en el presente trabajo describir cómo evolucionan las variables anteriormente estudiadas a lo largo del torneo. Debido a la escasa literatura

---

[17] RODRÍGUEZ, A. C. El pádel de competición. Análisis de las respuestas fisiolgicas, físicas y psicológicas. Tesis Doctoral. Universidad de Málaga. Málaga, 2012

[18] MCPHERSON, S. L. y THOMAS, J. R. "Relation of knowledge and performance in boys' tennis: Age and expertise." *Journal of experimental child psychology*. 1989, vol. 48, p. 190-211.

[19] DEL VILLAR, F., GARCÍA GONZÁLEZ, L., IGLESIAS, D., PERLA MORENO, M. y CERVELLÓ, E. M. "Expert-novice differences in cognitive and execution skills during tennis competition. *Perceptual and Motor Skills*." 2007, vol. 104, p. 355-365.

[20] HUGHES, M. D. y FRANKS, I. M. "A time-motion analysis of squash players using a mixed-image video tracking system." *Ergonomics*, 1994, vol. 37, p. 23.

existente en relación a esta variable no se han podido contrastar los resultados de nuestro trabajo. Existe una clara tendencia en el aumento de la velocidad máxima y aceleraciones a medida que los jugadores van pasando eliminatorias, es decir, estas variables son mayores en la final que en la primera ronda del torneo. Lo que nos indica un aumento considerable de la exigencia de los partidos y como consecuencia, los jugadores ven incrementados los registros referentes a sus aceleraciones y velocidad.

5. CONCLUSIONES

- La tecnología GPS aplicada al tenis permite un conocimiento más detallado y preciso de las exigencias físicas del deporte. Los datos obtenidos procedentes de los partidos de competición pueden aportar información valiosa a los técnicos para proponer un entrenamiento específico y adaptado a las exigencias físicas de la competición.
- El género es una variable determinante en variables físicas como la velocidad y las aceleraciones, siendo superiores en el género masculino frente al femenino.
- Los jugadores que mayores registros obtienen en velocidad máxima y aceleraciones son los que mejor clasificados están en el ranking, por lo que el aspecto físico puede tener gran relevancia en el rendimiento de los jugadores.
- Las eliminatorias más exigentes para los jugadores de ambos sexos son las finales, donde ven incrementados su parámetros de velocidad media y aceleración respecto al inicio del torneo.

6. BIBLIOGRAFÍA

- CARLING, C., BLOOMFIELD, J., NELSEN, L. y REILLY, T. "The Role of Motion Analysis in Elite Soccer: Contemporary Performance Measurement Techniques and Work Rate." *Sports Medicine*. 2008, vol. 38, p. 839–862.

- CASAMICHANA, D. y CASTELLANO, J. "Time-motion, heart rate, perceptual and motor behaviour demands in small-sides soccer games: Effects of pitch size." *Journal of Sports Sciences,* 2010. vol. 28, p. 1615-1623.

- CASTELLANO, J., CASAMICHANA, D., CALLEJA-GONZÁLEZ, J., SAN ROMÁN, J. y OSTOJIC, S. "Reliability and accuracy of 10 Hz GPS devices for short-distance exercise." *Journal of Sports Science and Medicine*. 2011, vol. 63, p. 233–234.

- COMELLAS, J. y LÓPEZ, P. "Análisis de los requerimientos metabólicos del tenis." *Apunts: Educación física y deportes*. 2001, vol. 65 p. 60–63.

- CUMMINS, C., ORR, R., O'CONNOR , H. y WEST, C. "Global Positioning Systems (GPS) and Microtechnology Sensors in Team Sports: A Systematic Review." *Sports Medicine*. 2013, vol. 43, p. 1025–1042.

- DEL VILLAR, F., GARCÍA GONZÁLEZ, L., IGLESIAS, D., PERLA MORENO, M. y CERVELLÓ, E. M. "Expert-novice differences in cognitive and execution skills during tennis competition. *Perceptual and Motor Skills*." 2007, vol. 104, p. 355-365.

- DUFFIELD, R., REID, M., BAKER, J. y SPRATFORD, W. "Accuracy and reliability of GPS devices for measurement of movement patterns in confined spaces for court-based sports." *Journal of Science and Medicine in Sport*. 2010, vol. 13, p. 523–525.

- FERNÁNDEZ-FERNÁNDEZ, J., FERNÁNDEZ-GARCÍA, B., MÉNDEZ-VILLANUEVA, A. y TERRADOS, N. "La intensidad de trabajo en tenis: el entrenamiento frente a la competición." *Archivos de medicina del deporte*. 2005, vol. 22, p. 187–192.

- FERNÁNDEZ- FERNÁNDEZ, J., MÉNDEZ-VILLANUEVA, A., PLUIM, B., FERNÁNDEZ-GARCÍA, B. y TERRADOS, N. "Aspectos físicos y fisiológicos del tenis de competición (I)." *Archivos de medicina del deporte*. 2006, vol. 23, p. 451–454.

- GAUDINO, P., IAIA, F. M., ALBERTI, G., STRUDWICK, A. J., ATKINSON, G. y GREGSON, W. "Monitoring Training in Elite Soccer Players: Systematic Bias between Running Speed and Metabolic Power Data." *Int J Sports Med*. 2013, vol. 34, p. 963-968.

- HUGHES, M. D. y FRANKS, I. M. "A time-motion analysis of squash players using a mixed-image video tracking system." *Ergonomics*, 1994, vol. 37, p. 23.

- LARSSON, P. "Global Positioning System and Sport-Specific Testing." *Sports Medicine*. 2003, vol. 33, p. 1093–1101.

- MACLEOD, H., MORRIS, J., NEVILL, A. y SUNDERLAND, C. "The validity of a non-differential global positioning system for assessing player movement patterns in field hockey." *Journal of Sports Sciences*. 2009, vol. 27, p. 121–128.

- MCPHERSON, S. L. y THOMAS, J. R. "Relation of knowledge and performance in boys' tennis: Age and expertise." *Journal of experimental child psychology*. 1989, vol. 48, p. 190-211.

- PETERSEN, C. J., PYNE, D., DAWSON, B., PORTUS, M. y KELLETT, E.A. "Movement patterns in cricket vary by both position and game format." *Journal of Sports Sciences*. 2010, vol. 28, p. 45–52.

- REID, M., DUFFIELD, R., DAWSON, B., BAKER, J. y CRESPO, M. "Quantification of the physiological and performance characteristics of on-court tennis drills." *British Journal of Sports Medicine*. 2007, vol. 42, p. 146–151.

- RODRÍGUEZ, A. C. *El pádel de competición. Análisis de las respuestas fisiológicas, físicas y psicológicas*. Tesis Doctoral. Universidad de Málaga. Málaga, 2012.

ANEXO VI

Galé-Ansodi, C., Castellano, J., Usabiaga, O., Casamichana, D. (2014). Metabolic Power in Tennis: New Approach to understand the Physical Demands. Journal of Strength and Conditioning Research IV INTERNATIONAL CONFERENCE. 9 (25), 44.

IV NSCA International Conference, Murcia, Spain June 26–28, 2014

ORAL ABSTRACT PRESENTATIONS

Eccentric Exercise in Treatment of Patellar Tendinopathy in High Level Basketball Players. A Randomized Clinical Trial

Sosa, C,[1] Lorenzo, A,[1,2] Jimenez, SL,[1,3] and Bonfanti, N[2]

[1]Club Estudiantes de Baloncesto, Madrid, Spain; [2]Universidad Politécnica de Madrid, Madrid, Spain; and [3]Universidad Europea de Madrid, Madrid, Spain

Introduction: Chronic patellar tendinopathy is a common pathology in sporting population. To date, there is no agreed upon protocol as election treatment. Eccentric exercises have been used with satisfactory outcomes (3). The purpose of this trial was to compare the effects of 2 eccentric exercise protocols. **Methods:** A prospective randomized clinical trial was constructed with a 1 month follow-up. Six high level basketball players (8 tendons) were recruited and randomized to 1 of 2 treatment groups (G1 = 4; G2 = 4). Pain and function were evaluated through EVA and VISA-P questionnaires before, during, and after the treatment. Group A: Based on Durham's protocol, it consisted of 3 sets of 15 repetitions, using no added weight, of half squats on a 25° declined platform, 2 times per day, 7 days per week. Group B: Consisted of 4 sets of 6 repetitions with 100% of 1MR for 1 leg, 3 days per week, in non-consecutive days, in leg extension machine. Both protocols were done with no restriction of competition. **Results:** After 4 weeks the outcomes showed that, despite improvement in both groups, none of the protocols reported a significant improvement in VAS or VISA-P. When analyzing the outcomes for VAS, in Group A the values decreased below baseline. Regarding the VISA-P values, Group A improved strength and function when pain perception decreased. In group B values kept a sustained growth. Comparing both protocols, no significant differences are noted in VAS values ($Z = 1.01$; $p > 0.05$) or VISA-P ($Z = 0.20$; $p > 0.05$). **Discussion:** Most of studies used Durham's protocol combined with restriction of competition, with satisfactory results. We propose another eccentric protocol that includes overload training, to improve strength, and no restriction of competition. After 4 weeks of eccentric exercise protocol most of tendons in both groups improve function during treatment but does not significantly. Despite no significant difference we propose managing the tendinopathy with eccentric exercises during the competitive season to avoid deterioration. **Mail to:** C. Sosa csosa@clubestudiantes.com.

Staphylococcus Aureus Outbreak Associated With Nasal Carriers and Perspiration Among Rugby Players

Suzuki, K,[1] Arai, N,[2] Shimazaki, T,[1] Furukawa, T,[1] Nakagawa, A,[1] and Tagami, K[1]

[1]Faculty of Health and Sports Sciences, University of Tsukuba, Tsukuba, Japan; and [2]Faculty of Education, Hakuoh University, Oyama, Japan

Introduction: *Staphylococcus aureus* (*SA*) causes wound infection and it is transmitted during physical contact sports. An outbreak of *SA* occurred among a college rugby team infected 14 players. The infection rate was higher among forward, than back players (28% vs. 7%). We conducted a nasal-swab survey of 70 rugby football players after *SA* outbreaks, and found that 17% (12/70) were persistent nasal carriers. To better understand *SA* dissemination during physical contact sports, we compared the appearance of skin surface *SA* between nasal *SA* carriers and non-carriers before and after exercise. **Methods**: The skin of 16 healthy adult males (age, 20.1 ± 1.3 year) was swabbed before and after bicycle exercise for 15 minutes. Skin surface swabs were undertaken pre and post bicycle exercise. Swabs were placed in PBS, and promptly delivering them to the laboratory. An aliquot was plated onto paired mannitol Compact Dry X-SA (CD-XSA; Nissui Pharmaceutical). Each sample was cultured on CD-XSA for 24 hours at 37° C, after incubation, *SA* grew as blue colonies on the media. Total colony-forming units (CFUs) were counted on a medium. **Results:** Significantly more *SA* colonies were found on the skin surface after (post-EX) than before (pre-EX) exercise (35.8 ± 41.6 vs. 5.0 ± 5.2 CFU/15 cm^2; $p = 0.015$) and the numbers of nasal and skin surface *SA* colonies closely correlated ($p = 0.021$). **Discussion:** These results suggest that exercise-induced moistening of the skin with sweat significantly increases the amount of *SA* among nasal carriers. Because sweat on the skin surface might be associated with *SA* transmission among rugby players, athletes

desirable to control the training pattern referred to the sequencing of the exercises. Little has been brought about in scientific literature. High volumes in hours of training predict best performance. However highest training loads are not always effective, and there is a need to establish a correct pattern of training load and intensity according to the fitness level of the gymnasts. Pre-competition warm up intensity is highest in elite than sub-elite gymnast that perform a fewer amount of routines. The objective of the study is to correlate de sequence: number and order of execution of competitive exercises and the scores achieved: total points, execution points and difficulty points. **Methods:** Eigth National level gymnasts, junior and senior, with more than 8 years of experience participated. During 12 weeks previous to Nationals, and in every training sesión they performed a pattern of 10 repetitions of the competitive routine. According to the order of performance each exercice was given a sequence value: first, second, and so, up to 10th. Two international expert judges evaluated for difficulty, execution and final score. **Results:** The highest final, execution and difficulty scores are obtained in exercise fifth, followed by fourth and third. The lowest values correspond to exercises nineth and 10th, both in final and partial scores. **Discussion:** These data suggest that the gymnasts need to perform a mínimum of 4 exercises repetitions before achieving their best performance score, getting worse as it progresses the number of exercises performed, possible consequence of the onset of fatigue. Sequencing the exercises and identifying best performance patterns could contribute to design competitive training loads and competition warm-up strategies. **Mail to:** elena.sierra@udc.es.

Criterion and Concurrent Validity of the 7 Day-Par in Spanish Adolescents

Beltrán-Carrillo, VJ,[1] González-Cutre, D,[1] Sierra, AC,[1] and Cervelló, E[1]

[1]Centro de Investigación del Deporte, Universidad Miguel Hernández, Elche, Spain

Introduction: Valid measures of physical activity (PA) are necessary to generate rigorous knowledge in the field of PA and health. This study analyses the validity of the self-report questionnaire Seven Day Physical Activity Recall (7 Day-PAR) in Spanish adolescents. For this purpose, we analysed the relations of 7 Day-PAR data with accelerometer data (concurrent validity) and with the aerobic physical fitness and body fat percentage of the sample (criterion validity). **Methods:** The study was carried out with a sample of 123 Spanish adolescents ($M = 14.85$; SD = 0.87). Physical activity was measured by the 7 Day-PAR and the GT3X Actigraph accelerometer. Aerobic fitness was estimated by the 20-m shuttle run test. Body fat percentage was measured using a bioelectrical impedance scale (Oregon Scientific GR101). **Results:** Correlations of "moderate" and "hard" PA (7 Day-PAR) with "moderate" and "vigorous"PA (accelerometer) were low ($r = 0.25$, $p < 0.01$; and $r = 0.18$, $p \leq 0.05$, respectively). "Very hard" PA (7 Day-PAR) showed a higher correlation with "vigorous" PA (accelerometer) ($r = 0.38$, $p < 0.005$). "Very hard" PA (7 Day-PAR) and "vigorous" PA (accelerometer) negatively predicted body fat percentage (® = −0.29, $p < 0.01$ and ® = −0.45, $p < 0.01$, respectively), and positively predicted aerobic fitness (® = 0.41, $p < .001$ and ® = 0.51, $p < 0.01$). However, "moderate" PA (7 Day-PAR) positively predicted body fat percentage (® = 0.20, $p \leq 0.05$). **Discussion:** The 7 Day-PAR showed acceptable validity for the measurement of "very hard" PA andlow validity for "hard" PA. This questionnaire showed a problem in the measurement of "moderate" PA, since previous studies have pointed out that "moderate" PA is negatively related to body fat percentage. "Moderate" PA collected by self-report methods is likely to be underestimated. It seems that young people find it difficult to report their time in "moderate" PA properly, because it tends to be more sporadic, non-planned, and therefore less memorable and quantifiable than high-intensity activities. **Mail to:** vbeltran@umh.es.

Metabolic Power in Tennis: New Approach to Understand the Physical Demands

Galé, C,[1] Castellano, J,[1] Usabiaga, O,[1] and Casamichana, D[2]

[1]University of the Basque Country (UPV/EHU); and [2]Gimbernat-Cantabria University School (University of Cantabria, UC)

Introduction: Tennis is characterized by high intensive work periods interspersed with moderate long and rest periods. However, these researches did not analyse the speed of movements or accelerations. Due to small size tennis court, it is more important to analyse the accelerations than tennis players' speed. Recent research from different sports has analyzed the activity demands of training and match-play. These demands are based on theoretical models that allow the estimation of the energetic cost of accelerations and decelerations, it is called metabolic power. **Methods:** Seventeen female and 12 male young high-level tennis players (Spanish Tennis Ranking) took part in the study (mean age: 14.0 ± 2.9 years). They were members of different age divisions (beginners: 11–12 years; youth: 13–14 years; teenager: 15 years; and junior: 17–18 years) in High Level Performance Centre of Aragon Tennis Federation. They had been playing between 3 and 5 years in high-level competition and at present they are in the first places of the ranking. All tennis players were tracked from 1 to 3 matches (n = 87). Data were collected using 11 portable GPS devices (MinimaxXv.4.0, Catapult Innovations) operating at a sampling frequency of 10 Hz. The analyzed variables were: energy average metabolic power (AVG > 0, AVG > 10, AVG > 20, AVG > 35, AVG > 55 all in w/kg), total energy expenditure (ENG), estimated distance (ED), equivalent distance index (EDI) and metabolic efforts (EE > 10, EE > 20, EE > 35, EE > 55, all in w/kg). Twelve Reliability and accuracy of the devices used in this study had been assessed in short distance exercises. **Results:** Metabolic power data could be a useful variable to determinate tennis players' physical demands and sensitive indicator to compare among them. The greater part of distance covered by tennis players was realized during accelerations and decelerations (89.2%). Besides, tennis players' metabolic power depends on qualifying round in tennis tournament and ranking of players. Metabolic power demands in final round were higher than in quarter-final round (EE > 10 W/Kg; $p = 0.03$). Higher ranking players developed higher metabolic power demands in final round than lower ranking players (HR = 17.8 vs. LR = 13.7 Kj/Kg; $p = 0.14$). However, lower ranking players developed higher metabolic demands in quarter-final round than higher ranking players (HR = 14.0 vs. LR = 16.6 Kj/Kg; $p = 0.22$). **Discussion:** To the authors knowledge the present investigation represents the first attempt to quantify the metabolic power values to tennis players in match-play. Recent research in tennis had analyzed metabolic parameters such as: $\dot{V}O_2$, lactate or heart rate. However, this research did not analyze metabolic costs of tennis players. In relation, there is some research which has analyzed the metabolic cost of soccer players. These researches concluded that metabolic power data contribute to a better knowledge about the physical demands or external-load in tennis players. This is a previous step to adequate training load that simulating matches' demands. **Mail to:** gale_carlos@hotmail.com.

Test—Retest Reliability of Maximal 750 m Freestyle Endless Pool Swimming

Petersen, C,[1] and Lemon, S[1]

[1]*University of Canterbury, Christchurch, New Zealand*

Introduction: Elite triathletes obtain similar physiological values as single-sport athletes despite training time divided among 3 disciplines. Yet researchers have long expressed the need to develop experimental protocols capable of replicating the sequential demands of the sport to investigate different training and nutritional interventions on triathlon performance. The swim component of triathlon testing is typically undertaken in a 25 or 50 m pool with swimmers performing numerous turns to achieve the required test distance. Turns have a deceleration and acceleration component not present in open water triathlon swimming. Additionally, fixed length pools are often not in close proximity to cycling and run test facilities. An alternative approach is to utilise an easily re-locatable swimming flume (Fastlane pool™, Endless swimming pools, USA), however to our knowledge there are no published studies reporting the test-retest variability in athlete swim times using this method. The objective of this study is to report the athlete test–retest reliability of simulating the swim of a sprint triathlon in fast-lane pool. **Methods:** Fifteen age-group swimmers or triathletes of various abilities provided written informed consent to participate. Two maximal 750 m fastlane swims were undertaken a week apart, during which stroke rate and pace were recorded while distance was calculated using pace/time tables. Swim pace was increased or decreased accordingly by the tester (using a remote control) based on the swimmers ability to keep up with the water flow.Post swim heart rate, lactate and perceived effort values were also recorded. The pool temperature was kept at 26° C, and the study was approved by an institutional ethics committee. **Results:** The reliability of competitive performance of athletes provides an estimate of the smallest worthwhile change in performance. Our within athlete typical variation results will be compared against the reported 1.2% typical within athlete race to race variation in the swim component for the top 10% of triathletes. **Discussion:** In comparison to actual competition, simulated sport performance provides better reliability to experimentally assess a particular intervention. The current data should be utilised by researchers interested in comparing the test protocol benefits and logistics of using a swimming flume vs. a traditional swimming pool to test triathletes and assess factors that affect triathlon swim performance.

Similar Effects of Two Equated Concurrent Training Programs: ACSM Recommendations vs. A Polarized Intensity Distribution

Varela-Sanz, A,[1] Tuimil, JL,[1] Giráldez, MA,[1] Abreu, L,[2] and Boullosa, DA[3]

[1]*University of La Coruña, La Coruña, Spain;* [2]*Independent Researcher Lavadores, Vigo, Spain; and* [3]*Catholic University of Brasilia, Brasilia, Brazil*

Introduction: Previous studies have suggested the greater effectiveness of concurrent endurance and strength training

ANEXO VII

Galé-Ansodi, C., Castellano, J., Usabiaga, O. (2015). Evolución de las demandas físicas de un jugador de tenis a lo largo de un torneo de nivel nacional: Estudio de caso. E-coach, Revista electrónica del técnico del tenis. 21, 27-33.

EVOLUCIÓN DE LAS DEMANDAS FÍSICAS DE UN JUGADOR DE TENIS a lo largo de un torneo de nivel nacional: Estudio de caso

Carlos Galé-Ansodi, Julen Castellano y Oidui Usabiaga
Departamento de Educación Física y del Deporte. Facultad de Ciencias de la Actividad Física y del Deporte. Universidad del País Vasco (UPV/EHU).Vitoria–Gasteiz España

Artículo recibido: 1 de diciembre de 2014
Artículo aceptado: 26 de diciembre de 2014

RESUMEN:
El objetivo del trabajo fue describir las demandas físicas de un jugador de tenis a lo largo de un torneo de nivel nacional. Se analizó a un jugador de categoría Infantil con una edad de 14 años perteneciente a la Escuela Territorial de la Federación Aragonesa de Tenis. Se registraron cinco partidos pertenecientes al II Torneo Edelvives Nike Junior Tour disputado en tierra batida. Los partidos fueron registrados mediante una unidad GPS del modelo MinimaxX Team Sports 4.0 (Catapult Innovation, Australia) con una frecuencia de muestreo de 10 Hz. Los resultados principales obtenidos mostraron que la distancia recorrida por minuto (32/32= 37,0 m•min-1 vs. 2/2= 44,4 m•min-1) y la velocidad máxima (32/32= 3,6 m•s-1 vs. 2/2= 4,8 m•s-1) fueron superiores en las eliminatorias finales respecto al inicio del campeonato, alcanzándose en las eliminatorias finales desplazamientos a intensidad de sprint (3,76-5,00 m•s-1). La conclusión principal del estudio podría ajustarse al hecho de que un mayor nivel de competitividad entre jugadores podría implicar un aumento de las demandas físicas. Los dispositivos GPS aplicados al tenis permiten conocer las demandas físicas del jugador y, por tanto, tener la información necesaria para planificar y optimizar su rendimiento ante la competición.

PALABRAS CLAVE: tenis, carga externa, demandas físicas, competición, tecnología GPS.

1.INTRODUCCIÓN
En la actualidad, el progreso de la tecnología está permitiendo mejorar el rendimiento de los deportistas en la mayoría de las disciplinas deportivas. Cada vez más, los deportes están incorporando la utilización de los dispositivos GPS a sus entrenamientos y competiciones, para conocer con detalle la carga externa a la que están sometidos sus deportistas (Cummins, Orr, O'Connor, & West, 2013).

En lo referente al tenis, principalmente se han utilizado los dispositivos GPS para analizar entrenamientos y partidos simulados (Duffield, Reid, Baker, & Spratford, 2010; Reid, Duffield, Dawson, Baker, & Crespo, 2007). Las conclusiones de estos estudios señalan la importancia de una elevada frecuencia de muestreo en esos dispositivos, ya que la mayor parte de los desplazamientos de los jugadores son cortos e intensos, aspecto condicionado por la escasa dimensión de la pista. La utilización de dispositivos GPS con una frecuencia de muestreo de 1 Hz y 5 Hz arrojaron error en la estimación de la distancia recorrida y velocidad (Duffield, et al., 2010) por lo que se sugiere la necesidad de disponer de una mayor frecuencia de muestreo (Castellano, Casamichana, Calleja-González, San Román & Ostojic, 2011) para medir de manera más precisa variables como la distancia total recorrida y la velocidad sobre todo, en los rangos más elevados. Recientemente (Hoppe et al., 2014) el registro de las aceleraciones y desaceleraciones, debido a que muestran una adecuada fiabilidad (Akenhead, French, Thompson & Hayes, 2014) comienzan a utilizarse para describir el perfil físico de esta actividad.

En relación a la distancia recorrida por los jugadores de tenis durante un punto de juego, la revisión de Fernández-Fernández, Sanz-Rivas, & Méndez-Villanueva (2009) refleja que el jugador de tenis realiza el 80% de los golpeos desplazándose durante 2,50 metros, mientras que para el resto de golpeos el jugador debe recorrer distancias superiores. Este dato, indica que el patrón de movimiento de los tenistas implica el sumatorio de desplazamientos cortos y con continuos cambios de dirección. En la misma línea Fernández- Fernández, Méndez- Villanueva, Pluim, Fernández- García, & Terrados (2006) afirman que el tenis es un deporte que se caracteriza por periodos cortos e intensos alternados con periodos de descanso, en la línea de lo encontrado por Galé-Ansodi (2014), tras analizar partidos de competición en tenis, encontró que el 89,2% de la distancia recorrida por los jugadores de tenis en competición se realiza a partir de aceleraciones.

Cabe subrayar que la carga externa del jugador puede estar condicionada por variables externas o situacionales como el tipo de pista en el que se desarrollan los partidos, el género de los jugadores o incluso la forma de jugar o táctica empleada por ellos (Fernández-Fernández et al., 2009). Por lo que el análisis de las demandas físicas deben ser siempre interpretadas considerando estas variables contextuales del tenis.

Debido a que los partidos de tenis se disputan agrupados en torneos, sería interesante además de conocer las demandas físicas o carga externa de los partidos, descubrir si las demandas se ven incrementadas o no a lo largo de un mismo torneo. Por ello, el objetivo del presente artículo fue describir la evolución de las demandas físicas de un jugador de tenis a lo largo de un torneo de nivel nacional.

2.MÉTODO

Participantes

El estudio se realizó analizando a un jugador varón, con una edad de 14 años y perteneciente a la Escuela Territorial de la Federación Aragonesa de Tenis. Dicho jugador llevaba compitiendo al máximo nivel más de 4 años y en la actualidad se encontraba en puesto número 2 de la categoría Infantil. El tipo de competición, por eliminatoria, permitió la obtención de un total de 5 registros pertenecientes a las diferentes eliminatorias ganadas, desde el inicio de la fase final hasta la semifinal del torneo. La realización del proyecto fue autorizado por el Comité de Ética de la Universidad del País Vasco (CEISH) y el participante aceptó libremente la participación en el estudio mediante la firma de un consentimiento informado, así como su madre y padre.

Variables

Como variables utilizadas en el estudio se distinguieron las variables independientes y las dependientes. En referencia a la variable independiente se tuvo en cuenta la eliminatoria del torneo disputada con un total de 5 niveles: 32/32, 16/16, 8/8, 4/4 y 2/2.

Respecto a las variables dependientes se tuvieron en cuenta una serie de variables generales, como la velocidad máxima en m.s-1 (Vmax) alcanzada y velocidad media en m.s-1 (Vmedia) mantenida, así como la distancia recorrida por minuto (DTmin). También se calculó el Player Load por minuto (PLmin), que se trata de un indicador de carga global que refleja la exigencia física respecto a las aceleraciones que tienen los partidos en los jugadores. Debido a la reducida dimensión de la pista, al igual que ocurre en otras actividades deportivas, se vio la necesidad de incluir el registro de la aceleración media (AvA) en m•s-2.

Además, se registró la distancia recorrida a diferentes rangos de velocidad: Posicionamiento (0,00-0,55 m•s-1), Trote (0,56-1,94 m•s-1), Carrera Alta Int. (1,95-3,75 m•s-1) y Sprint (3,76-5,00 m•s-1). Para lo cual se tuvo en cuenta el trabajo de Rodríguez (2012), en el cual se establecieron diferentes zonas de intensidad aplicados al pádel donde se utilizaron dispositivos GPS. Por último, también se establecieron diferentes rangos de aceleración: A<-2, A<-1, A<0, A>0, A>1, A>2, todos ellos en m•s-2.

Materiales e Instrumentos

En primer lugar, se utilizó una unidad GPS del modelo MinimaxX Team Sports 4.0 (Catapult Innovation, Australia) con una frecuencia de muestreo de 10 Hz. Este dispositivo GPS recibe la información codificada, a través de la señal emitida de al menos tres satélites, para registrar la información referente al tiempo, a la posición y a la velocidad. Gracias a ello, se puede monitorizar la carga externa de los deportistas en partidos y entrenamientos, y concretamente en el tenis ya que, autores como Castellano et al. (2011) han validado el uso de estos dispositivos de 10 Hz en distancias cortas. El análisis estadístico realizado fue posible gracias a la utilización del paquete estadístico IBM SPSS Statistics 20.0.

Procedimiento

En primer lugar, se llevaron a cabo una serie de pruebas con varios participantes, a los cuales se les colocaron los dispositivos GPS en nueve sesiones de entrenamiento y en partidos simulados, con el objetivo de familiarizar al deportista con el uso del nuevo material. Durante las sesiones de entrenamiento, el jugador analizado probó diferentes chalecos hasta encontrar la talla con la cual se encontraba más cómodo.

El torneo en el cual se analizaron los partidos fue el II Torneo Edelvives Nike Junior Tour de categoría Infantil disputado del 14 al 20 de julio, en la ciudad de Zaragoza. Los partidos se desarrollaron en horario de tarde, entre las 15:00 y las 20:00, con unas condiciones climatológicas muy similares en relación al viento, temperatura y humedad. Los jugadores disponían de 24 horas de recuperación como mínimo entre los partidos de las diferentes eliminatorias. El jugador fue citado media hora antes del comienzo del partido, momento en el cual se le colocaba el chaleco y dispositivo GPS que previamente había elegido, y a continuación realizaba un calentamiento estandarizado.

3.RESULTADOS

Los resultados describen la evolución de las diferentes variables a lo largo de las cinco eliminatorias disputadas por el jugador analizado. La tabla 1 muestra a nivel general como las variables analizadas aumentan con el paso de las eliminatorias, excepto en la semifinal donde dichas variables disminuyen.

Los datos referentes a la distancia recorrida por minuto (DTmin) muestran un aumento progresivo de la distancia recorrida por el jugador con el avance en el torneo (32/32= 37,00 m•min-1 vs. 2/2= 44,40 m•min-1), dicho crecimiento se vio también reproducido con el paso de los partidos en el incremento de la velocidad máxima (VMax) (32/32= 3,6 m•s-1 vs. 2/2= 4,8 m•s-1). Mientras, la velocidad media desarrollada, no mantuvo dicha tendencia. Respecto a las aceleraciones se puede decir que la distancia recorrida fue mayor en las eliminatorias centrales (8/8= 93,67 m. y 4/4= 83,12 m.). Sucedió los mismo con la aceleración media en la fase intermedia del torneo (AvA) respecto a la eliminatoria inicial (16/16= 0,90 m•s-2, 8/8= 0,90 m•s-2 vs. 32/32= 0,60 m*s-2).

Por último, la tabla 1, también muestra el indicador de carga global por minuto (PLmin) donde nuevamente se aprecia que las eliminatorias de mayor acumulo de unidades arbitrarias (UA), que representan una mayor exigencia, fueron los octavos y los cuartos de final (8/8=8,91 UA•min-1; 4/4= 8,18 UA• min-1).

Tabla 1. Variables generales en cada eliminatoria del torneo.

		ELIMINATORIA				
VARIABLES		32/32	16/16	8/8	4/4	2/2
	DTMin	37,00	40,30	44,80	41,50	44,40
	VMax	3,60	3,40	5,20	4,30	4,80
	VMed	2,34	3,95	3,14	2,48	2,87
	PLmin	7,80	7,93	8,91	8,18	5,75
	AvA	0,60	0,90	0,90	0,70	0,90
	% M__ACC	72,50	79,89	93,67	83,12	78,60

*Nota: DTMin: distancia recorrida por minuto en m•min. VMax: velocidad máxima en m.s-1; VMedia: velocidad media en m.s-1; PLmin: player load por minuto en unidades•min. AvA: media de las aceleraciones en todas las direcciones del movimiento en m•s-2; %M_ACC: porcentaje de la distancia recorrida mediante aceleraciones.

En la figura 1, se recoge la distancia recorrida a diferentes rangos de intensidad, observando que únicamente en las últimas eliminatorias, fue donde se recorrieron más metros a sprint (8/8= 0,60 m•min-1 y 2/2= 0,60 m•min-1). En lo que respecta a la distancia recorrida a intensidades inferiores, existió una pequeña variabilidad dependiendo del partido disputado, sin observarse ninguna referencia apreciable.

Figura 1. Distancia recorrida a cada rango de intensidad.

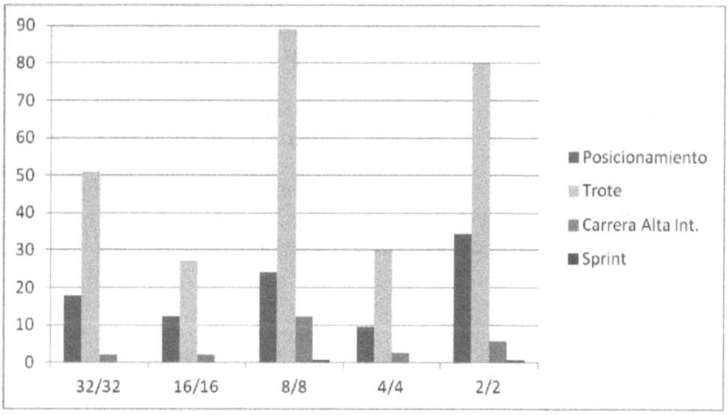

*Nota: Posicionamiento: distancia recorrida por cada minuto de juego entre 0,00 – 0,55 m•s-1; Trote: distancia recorrida por cada minuto de juego entre 0,56-1,94 m•s-1; Carrera Alta Int.: distancia recorrida por cada minuto de juego entre 1,95-3,75 m•s-1; distancia recorrida por cada minuto de juego entre 3,76 -5,00 m•s-1.

Por último, la tabla 2 recoge el número de esfuerzos realizados mediante aceleraciones, apreciando como nuevamente en la semifinal fue el único partido donde se desarrollaron aceleraciones y desaceleraciones a alta intensidad (A<-2 m•s-2= 0,05 esfuerzos•min., A>2 m•s-2= 0,03 esfuerzos•min.). Este dato concuerda con la distancia recorrida a sprint en la semifinal, lo que refleja que la eliminatoria donde el jugador realizó más esfuerzos a alta intensidad fue en la semifinal. El resto de esfuerzos varió en función de la eliminatoria disputada sin presentar ninguna tendencia.

Tabla 2. Esfuerzos realizados mediante aceleraciones.

		ELIMINATORIA				
		32/32	16/16	8/8	4/4	2/2
VARIABLES	A<-2	0,00	0,00	0,02	0,00	0,05
	A<-1	0,00	0,00	0,03	0,00	0,04
	A<0	7,47	3,83	7,07	0,17	4,87
	A>0	28,59	19,40	29,37	0,77	24,91
	A>1	0,01	0,02	0,03	0,00	0,02
	A>2	0,00	0,00	0,03	0,00	0,03

*Nota: A<-2: número de esfuerzos realizados mediante aceleraciones -4 y -2 m•s-2; A< -1: número de esfuerzos realizados mediante aceleraciones entre -2 y -1 m•s-2; A<0: número de esfuerzos realizados mediante aceleraciones entre -1 y 0 m•s-2 ; A>0: número de esfuerzos realizados mediante aceleraciones entre 0 y 1 m•s-2; A>1: número de esfuerzos realizados mediante aceleraciones entre 1 y 2 m•s-2; A>2: número de esfuerzos realizados mediante aceleraciones entre 2 y 4 m•s-2.

4. DISCUSIÓN

El presente estudio tuvo como objetivo describir la evolución de las demandas físicas de un jugador de tenis mediante el uso de la tecnología GPS en un torneo de nivel nacional. Los resultados mostraron diferencias en las aceleraciones, velocidad y distancia recorridas a lo largo de las diferentes eliminatorias, mostrándose a nivel general, una tendencia de incrementarse las demandas a medida que avanzó el campeonato.

Atendiendo a la distancia recorrida por minuto, se observó como ésta, aumentó con el paso de las eliminatorias, lo que pudo deberse al incremento de la exigencia de los partidos y, por tanto, a la necesidad de recorrer más metros para ganar los puntos. El aumento de la exigencia en los partidos fue simultáneo al avance del torneo, excepto en los octavos de final donde esta exigencia fue superior, probablemente debido a la igualdad de los oponentes. El incremento de nivel con el transcurso de las eliminatorias es debido al mayor nivel de los jugadores. Tal y como sostienen Del Villar, García-González, Iglesias, Perla-Moreno, y Cervelló (2007) los jugadores de más nivel, presentan un patrón de juego más experto y, en consecuencia, resolver los tantos entre ellos puede suponer un mayor grado de dificultad y, por tanto, de exigencia física. En estas últimas eliminatorias la velocidad máxima (VMax) también fue superior que en las fases iniciales, ya que el jugador debe desarrollar todo su potencial en lo referente a la velocidad para poder ganar los puntos, tal y como reflejó Galé-Ansodi (2014) en su estudio. En concordancia con la investigación de Rodríguez (2012) realizada en pádel se observa como en los últimos sets de los partidos los jugadores alcanzan velocidades máximas más altas. Esto puede relacionarse con una exigencia superior en las últimas fases de un partido como en las de un torneo donde la exigencia tiende a aumentar. Además, estos partidos se caracterizaron por tener una duración superior a los del resto del torneo, en especial los octavos y la semifinal.

El dato más llamativo de la investigación fue que en todos los partidos, al menos el 75% de la distancia recorrida por el jugador de tenis se realizó mediante aceleraciones. Este dato concuerda con las investigaciones de autores como Hoppe et al. (2014) quienes aseguran que los patrones de movimiento de los tenistas adolescentes se caracterizan por una gran número de aceleraciones y desaceleraciones. Esta afirmación junto a la de Galé-Ansodi (2014) refuerza el carácter intermitente del tenis y la importancia de analizar las aceleraciones y desaceleraciones de sus jugadores. Además, se puede observar como el indicador de carga global (PLoad), el cual cuantifica las aceleraciones realizadas por el jugador, fue más elevado en los partidos con mayor porcentaje de distancia recorrida mediante aceleraciones.

Por otro lado, al analizar la distancia recorrida a diferentes rangos de intensidad, se observó como son muy pocos los metros recorridos en el rango de intensidad de posicionamiento, ya que este rango de intensidad puede asociarse a los desplazamientos que el jugador realiza para recoger las bolas o en los intercambios de campo. Atendiendo la distancia recorrida a alta intensidad y a sprint, se observó que fue mayor en los partidos de octavos de final y semifinales, donde el jugador obtuvo registros más elevados en los esfuerzos realizados mediante aceleraciones entre -3/-2 y 3/2 m•s-2. Otro aspecto relevante fue que en las primeras eliminatorias del torneo el jugador no desarrolló esfuerzos a intensidades elevadas, lo que puede indicar que se trató de partidos no muy intensos, donde la duración de los mismos fue menor que en las eliminatorias posteriores.

La microtecnología (GPS y acelerómetros) aplicada al tenis pueden ser una herramienta con gran potencial que permiten analizar las demandas físicas del jugador en competición cada vez con mayor precisión. Debemos ser conscientes de que estos dispositivos presentan todavía una serie de limitaciones, sobre todo, cuando las variables registradas tienen que con altas intensidades de desplazamiento. Por otro lado, al tratarse de un estudio de caso, debemos ser precavidos a la hora de generalizar los resultados obtenidos a todos los tenistas, ya que debemos tener en cuenta las particularidades de los jugadores (edad, género, estado de forma, maduración...) que podrían modificar los resultados obtenidos.

5.CONCLUSIONES

• La sucesión de partidos en tenis es muy común y los tiempos de recuperación entre partidos escasos, incluso doblando partidos en el mismo día. Por tanto, se antoja interesante conocer la carga externa que los jugadores tienen a lo largo del torneo.

• Por lo general, la intensidad de los partidos tiende a incrementarse con el paso de los partidos hacia la final del torneo. Sin embargo, puede haber algún partido más exigente de lo esperado, como lo fueron los octavos de final, por tanto, el jugador debe ir preparado a todas las eliminatorias en la mejor forma posible.

6.APLICACIONES PRÁCTICAS

• El uso de la tecnología GPS en el tenis permite un conocimiento más detallado de las exigencias físicas del deporte, especialmente con los que tienen que ver con las aceleraciones y desaceleraciones. Estos datos, permitirán a entrenadores y preparadores físicos diseñar entrenamientos más acordes y específicos adaptados a las exigencias físicas de los jugadores.

• Es posible analizar y valorar los desplazamientos de cada jugador, pudiendo ver la distancia que recorre a cada intensidad y en qué momento o momentos del partido es capaz de mantener dicha intensidad. Los desplazamientos en intensidades entre 0,55 y 3,75 m•s-1 son los que más se repiten, por tanto, debería incidirse en su entrenamiento. Mientras que los desplazamientos por encima de esa velocidad son muy escasos, pero pueden resultar determinantes a la hora de conseguir algún punto de vital importancia en el partido.

• El análisis de las aceleraciones es fundamental para conocer la condición física de los tenistas, ya que la mayor parte de la distancia recorrida por éstos se realiza mediante aceleraciones. Por tanto, se debe dedicar una parte del entrenamiento al trabajo de éstas. Sería interesante mejorar la capacidad de aceleración en las cuatro direcciones del movimiento, variando los estímulos y la duración ésta.

7.BIBLIOGRAFÍA

1. Akenhead, R., French, D.,Thompson, K. G. & Hayes, P. R. (2014). The acceleration dependent validity and reliability of 10 Hz GPS. Journal of Science and Medicine in Sport, 17, 562-566.
2. Castellano J, Casamichana D, Calleja-González J, San Román J, Ostojic S. (2011). Reliability and accuracy of 10 Hz GPS devices for short-distance exercise. Journal of Sports Science and Medicine, 63, 233– 234.
3. Cummins C, Orr R, O'Connor H, West C. (2013). Global positioning systems (GPS) and microtechnology sensors in team sports: a systematic review. Sports Medicine, 43(10), 1025–1042.
4. Del Villar F, García-González L, Iglesias D, Perla-Moreno M, Cervelló EM. (2007).Expert-novice differences in cognitive and execution skills during tennis competition. Perceptual and Motor Skills, 104, 355-365.
5. Duffield R, Reid M, Baker J, Spratford W. (2010). Accuracy and reliability of GPS devices for measurement of movement patterns in confined spaces for court-based sports. Journal of Science and Medicine in Sport, 13(5), 523–525.
6. Fernández- Fernández J, Méndez-Villanueva A, Pluim B, Fernández-García B, Terrados N. (2006). Aspectos físicos y fisiológicos del tenis de competición (I). Archivos de Medicina Del Deporte, 23(116), 451–454.
7. Fernández-Fernández J, Sanz-Rivas D, Méndez-Villanueva A. (2009). A review of the activity profile and physiological demands of tennis match play. Strength and Conditioning Journal, 31 (4), 15-26.
8. Galé-Ansodi C. (2014). Youths Tennis Players´ Velocity and Acceleration in Match Play. Revista Internacional de Los Deportes Colectivos, (18), 50–65.
9. Hoppe MW, Baumgart C, Bornefeld J, Sperlich B, Freiwald J, Holmberg HC. (2014). Running activity profile of adolescent tennis players during match play. Pediatric Exercise Science, 26(3), 281–290.
10. Reid M, Duffield R, Dawson B, Baker J, Crespo M. (2007). Quantification of the physiological and performance characteristics of on-court tennis drills. British Journal of Sports Medicine, 42(2), 146–151.
11. Rodríguez AC. (2012). El pádel de competición. Análisis de las respuestas fisiológicas, físicas y psicológicas. Universidad de Málaga.

ANEXO VIII

Galé-Ansodi, C., Langarika, A., Castellano, J. y Usabiaga, O. (2016). New variables and new agreements between 10 Hz GPS devices in tennis drills. Journal of Sports Engineering and Technology, Epub ahead of print.

Technical Note

Institution of MECHANICAL ENGINEERS

Journal of SPORTS ENGINEERING AND TECHNOLOGY

Proc IMechE Part P:
J Sports Engineering and Technology
1–3

DOI: 10.1177/1754337115622867
pip.sagepub.com
SAGE

New variables and new agreements between 10 Hz global positioning system devices in tennis drills

Carlos Galé-Ansodi[1], Argia Langarika-Rocafort[2], Oidui Usabiaga[1] and Julen Castellano Paulis[1]

Abstract

The knowledge about physical demands in different sports has increased, thanks to the application of global positioning system devices. The reliability and validity of 10 Hz global positioning system devices have been assessed by some authors. The majority of the studies only addressed the reliability of the devices or, in other words, the ability of scores of global positioning system device to differentiate among subjects or objects. The reliability is based on correlations (such as the intraclass correlation coefficient) which do not give the researcher information that can be interpreted in a practical way. In this way, the aim of this study was to assess the grade of agreement among repeated measurements made on the same subject using two global positioning system devices simultaneously. Four trained male tennis players participated in the study. The participants completed tennis-simulated point-games (n = 32), each player wearing two devices at the same time. Global indicators, such as Player Load (PL), Exertion Index (EI) and Equivalent Distance Index (EDI) per minute, were monitored through the use of global positioning system devices (MinimaxX v4.0; Catapult Innovations, Melbourne, Australia) operating at the above-mentioned sampling frequency of 10 Hz. The systematic error is that there is tendency of the global positioning system devices to measure systematically different from others V_{mean} ($-1.03\ m \cdot min^{-1}$), V_{peak} ($-10.31\ m \cdot min^{-1}$), Equivalent Distance Index (0.63 ratio), PL_{min} ($0.35\ UA\ min^{-1}$) and EI_{min} (-0.01) variables. As for random error (limit of agreement), we would expect that in PL_{min}, the global positioning systems would differ in 95% of the cases between 2.12 and $-1.42\ m \cdot min^{-1}$; any value out of the limits of agreement would result relevant for the practical point of view. We concluded that the global positioning system devices produce systematically different results from one another; therefore, the bias from one global positioning system to another should be subtracted to compare the results between the global positioning systems.

Keywords

Reliability, accuracy, racquet sport, global positioning system devices, physical demands

Date received: 9 September 2015; accepted: 25 November 2015

Currently, micro-technology is being applied in some sports to assess external loads and players' performances. Modern global positioning system (GPS) devices, which are made up by accelerometers, magnetometers and gyroscopes, allow the recording of variables such as accelerations and velocities, or even other variables like turns, jumps or tackles, performed by players in both trainings and match-play.[1]

The knowledge about physical demands in different sports has increased, thanks to the application of certain indicators such as the Player Load (PL), which involves accelerations produced in three planes of body movement; the Exertion Index (EI), which shows the resulting velocities developed by players (both calculated in arbitrary units (AU) and finally, the Equivalent Distance Index (EDI), which represents the ratio between estimated distance (considering the acceleration and energy cost) and the total distance (actual) that the athlete has travelled. The reliability and validity of 10 Hz GPS devices have been assessed by a number of authors.[2–5] However, it would be interesting to

[1]Faculty of Physical Activity and Sport Sciences, University of the Basque Country (UPV/EHU), Vitoria-Gasteiz, Spain
[2]Faculty of Psychology and Education, University of Deusto, Bilbao, Spain

Corresponding author:
Julen Castellano Paulis, Faculty of Physical Activity and Sport Sciences, University of the Basque Country (UPV/EHU), C/Lasarte 71, 01007 Vitoria-Gasteiz, Alava, Basque Country, Spain.
Email: julen.castellano@ehu.es

improve the knowledge about the reliability[6] of these global indicators that are integrated in GPS devices.[4] In relation to speed, increasing the sampling frequency of GPS devices might decrease measurement errors and increase the reliability of values involved in speed categories.[2,3,7,8] However, it may be difficult to accurately measure higher speeds ($5.8\,m\,s^{-1}$).[2] On the other hand, the accelerations >4 and decelerations $<-4\,m\,s^{-2}$ should be taken into account carefully.[9] Therefore, it might be adequate to assess the reliability and agreement of global indicators involving velocities and accelerations.

Most statistical analyses used by researchers to assess accuracy, reliability/agreement and validity of the GPS devices revealed certain deficiencies. The majority of the studies only addressed the reliability of the devices or, in other words, the ability of GPS devices to differentiate among subjects or objects.[6] The reliability is based on correlations (such as the intraclass correlation coefficient or ICC) which do not give the researcher information that can be interpreted in a practical way. When studying a measurement, it is also essential to know the measurement error or agreement[6] which is more practical and easy to interpret. The measurement error given is the amount of inherent error produced by the device in the same units (e.g. distance in metres, time in seconds, speed in $km\,h^{-1}$ or $m\,s^{-1}$) in which the device makes the measurements. The measurement error gives the researcher or practitioner the necessary information as to what constitutes a meaningful change in a score. Only differences that are higher than the measurement error should be considered real differences (among participants, devices, etc.). The method proposed by Bland and Altman[10] has been used recently to assess the measurement error of the acceleration.[9] This method is based on the individual differences among each pair of observations, from which measurement errors, systematic errors (bias) and random errors (limits of agreement) are calculated. One of its main advantages is that it is also a graphical method that provides a lot of information to the researcher to assess the agreement among measurements.

In this way, the aim of this study was to assess the grade of agreement among repeated measurements made on the same subject[11] using two GPS devices simultaneously. To study the degree of agreement proposed, the Bland and Altman method[10] was used, where the limits of agreement, systematic errors (bias) and confidence intervals were calculated at 95%.

Four trained male tennis players participated in the study. The participants completed two simulated tennis matches on a hard surface and obtained 32 point-games, each player wearing two devices at the same time. The players wore a special harness that enabled both devices to be fitted to the upper part of their backs. Global indicators were monitored through the use of GPS devices (MinimaxXS4.0, firmware 6.75; Catapult Innovations, Melbourne, Australia) operating at the above-mentioned sampling frequency of 10 Hz. The MinimaxX S4 device contains a tri-axial piezoelectric linear accelerometer (Kionix: KXP94) sampling at a frequency of 100 Hz. Data were collected during what were considered to be good GPS conditions in terms of the weather and satellite conditions. The mean $\pm$ standard deviation (SD) number of connected satellites and horizontal dilution of position (HDOP) for 8 GPS devices were 9.0 ± 0.3 and 1.0 ± 0.2, respectively.

According to the analysis performed to study the systematic error (Table 1), there is some tendency of the GPS devices to systematically measure differently from others V_{mean} ($-1.03\,m \cdot min^{-1}$), V_{peak} ($-10.31\,m \cdot min^{-1}$), EDI (0.63 ratio), PL_{min} ($0.35\,AU\,min^{-1}$) and EI_{min} ($-0.01\,AU\,min^{-1}$) variables. According to the paired t-Student analysis (Table 1), this tendency was significant in all the variables but not in V_{mean}. As for random error (limits of agreement), we would expect (Table 2) that in PL_{min}, the GPSs would differ in 95% of the cases between 2.12 and $-1.42\,AU\,min^{-1}$. Likewise, in the other variables, the GPS units would differ from one another in 95% of the cases between the upper (limits of agreement (LOA) sup.) and lower (LOA inf.) limits of agreement (Table 2). On the other hand, the regression analysis revealed that the mean value and SD of all the variables, except PL_{min}, were constant in all ranges of the measurements.

From a practical standpoint, any value out of the LOAs should be considered meaningful or interpreted as real differences. For example, when comparing tennis players, or the same tennis player in different conditions, only values out of LOA should be interpreted as real. In V_{mean}, any value within the 4.68 and $-6.73\,m \cdot min^{-1}$ range should be interpreted as an

Table 1. Inter-unit systematic error of GPS devices for measuring global indicators in play game.

Variable	χ GPS1	χ GPS2	Bias	Bias 95% CI	p T-S (paired)
V_{mean} ($m \cdot min^{-1}$)	47.32	48.34	−1.03	−2.02/−0.03	ns
V_{peak} ($m \cdot min^{-1}$)	167.81	178.13	−10.31	−19.39/−1.24	0.03
EDI (ratio)	4.91	4.28	0.63	0.36/0.91	0.00
PL_{min} ($AU\,min^{-1}$)	6.99	6.64	0.35	0.04/0.66	0.04
EI_{min} ($AU\,min^{-1}$)	0.17	0.17	−0.01	−0.01/−0.01	0.02

$AU\,min^{-1}$: arbitrary units per minute; V_{mean}: velocity average in $m \cdot min^{-1}$; V_{peak}: velocity peak in $m \cdot min^{-1}$; EDI: Equivalent Distance Index; PL_{min}: Player Load per min in $AU\,min^{-1}$; EI_{min}: Exertion Index per min in $AU\,min^{-1}$; Bias: systematic error; Bias 95% CI: 95% confidence interval of the Bias; p T-S: paired sample t-Student test significance level. χ (mean).

Table 2. Inter-unit random error of GPS devices for measuring global indicators in play game.

Variable	LOA sup.	95% CI LOA sup.	LOA inf.	95% CI LOA inf.	R	R p
V_{mean} ($m \cdot min^{-1}$)	4.68	2.96/6.41	−6.73	−8.46/−5.01	0.01	ns
V_{peak} ($m \cdot min^{-1}$)	41.01	25.5/56.53	−61.64	−77.15/−46.12	−0.05	ns
EDI (ratio)	2.14	1.69/2.6	−0.88	−1.33/−0.42	0.08	ns
PL_{min} (AU min^{-1})	2.12	1.59/2.66	−1.42	−1.96/−0.89	0.51	0.03
EI_{min} (AU min^{-1})	0.03	0.02/0.05	−0.05	−0.07/−0.04	−0.03	ns

AU min^{-1} is arbitrary units per minute; V_{mean}: velocity average in $m \cdot min^{-1}$; V_{peak}: velocity peak in $m \cdot min^{-1}$; EDI: Equivalent Distance Index; PL_{min}: Player Load per min in AU min^{-1}; EI_{min}: Exertion Index per min in AU min^{-1}; LOA: limit of agreement; INF: inferior; SUP: superior; 95% CI: 95% confidence interval; R: regression; R p: regression significance level. χ (mean).

inherent error (random error) of the units of the GPS device and not by real differences between tennis players or a real change in a tennis player.

As for the systematic errors, the GPS units used in this study produced systematically different results from one another. There might be two main causes for this systematic error. The GPS units might have produced systematically different results because they were not placed in the exact same location but were instead next to one another. However, there was only a slight difference in the location. The systematic error might also be due to a calibration issue among the units of the same GPS device. Nevertheless, we cannot discuss this as the previous literature[1,3–5] has only analysed random errors of GPS devices, ignoring the systematic errors. Further literature should focus on clarifying this regard because GPS could be a perfect tool to quantify the external load and performance of tennis players and other kinds of athletes.

Declaration of conflicting interests

The author(s) declared no potential conflicts of interest with respect to the research, authorship and/or publication of this article.

Funding

The author(s) received no financial support for the research, authorship and/or publication of this article.

References

1. Cummins C, Orr R, O'Connor H, et al. Global positioning systems (GPS) and microtechnology sensors in team sports: a systematic review. *Sports Med* 2013; 43: 1025–1042.
2. Castellano J, Casamichana D, Calleja J, et al. Reliability and accuracy of 10 Hz GPS devices for short-distance exercise. *J Sports Sci Med* 2011; 10: 233–234.
3. Jennings D, Cormack S, Coutts AJ, et al. The validity and reliability of GPS units for measuring distance in team sport specific running patterns. *I J Sports Phys Perform* 2010; 5: 328–341.
4. Johnston RJ, Watsford ML, Pine MJ, et al. Assessment of 5 Hz and 10 Hz GPS units for measuring athlete movement demands. *Int J Perform Ana Sport* 2013; 13: 262–274.
5. Johnston RJ, Watsford ML, Kelly SJ, et al. Validity and interunit reliability of 10 Hz and 15 Hz GPS units for assessing athlete movement demands. *J Strength Cond* 2014; 28: 1649–1655.
6. De Vet HC, Terwee CB, Knol DL, et al. When to use agreement versus reliability measures. *J Clin Epidemiol* 2006; 59: 1033–1039.
7. MacLeod H, Morris J, Nevill A, et al. The validity of a non-differential global positioning system for assessing player movement patterns in field hockey. *J Sports Sci* 2009; 27: 121–128.
8. Petersen C, Pyne D, Portus M, et al. Validity and reliability of GPS units to monitor cricket-specific movement patterns. *Int J Sports Phys Perform* 2009; 4: 381–393.
9. Akenhead R, French D, Thompson KG, et al. The acceleration dependent validity and reliability of 10 Hz GPS. *J Sci Med Sport* 2014; 17: 562–566.
10. Bland J and Altman D. Statistical-methods for assessing agreement between two methods of clinical measurement. *Lancet* 1986; 8: 307–310.
11. Bartlett JW and Frost C. Reliability, repeatability and reproducibility: analysis of measurement errors in continuous variables. *Ultrasound Obst Gyn* 2008; 31: 466–475.

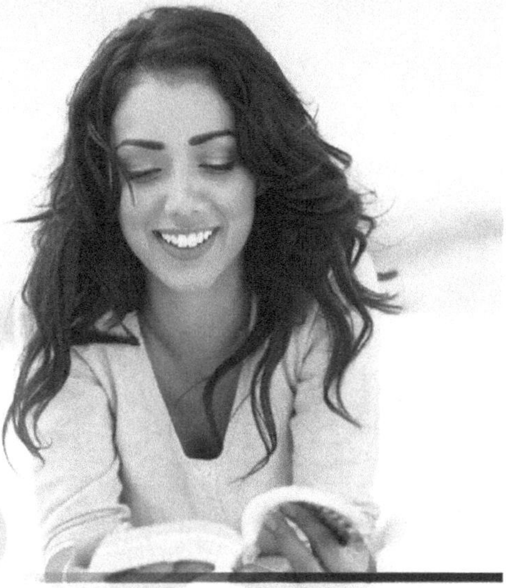

FSC
www.fsc.org
MIX
Papier | Fördert gute Waldnutzung
FSC® C083411

Kolibri 360 GmbH
Ferdinand-Jühlke-Straße 7
99095 Erfurt, Deutschland
produktsicherheit@kolibri360.de

Druck:
CPI Druckdienstleistungen GmbH
im Auftrag der
Kolibri 360 GmbH
Ferdinand-Jühlke-Str. 7
99095 Erfurt